Uterodrama

CIP-BRASIL. CATALOGAÇÃO NA PUBLICAÇÃO
SINDICATO NACIONAL DOS EDITORES DE LIVROS, RJ

V899u

    Vomero, Laura de Souza Zingra
        Uterodrama : reflorestando o corpo-território / Laura de Souza Zingra Vomero ; ilustração Patrícia Peccin Carvalho ; prefácio Maria da Penha Nery ; posfácio Maria Célia Malaquias. - 1. ed. - São Paulo : Ágora, 2025. 272 p. : il. ; 21 cm.

        Inclui bibliografia
        ISBN 978-85-7183-352-4

    1. Psicodrama. 2. Mulheres - Condições sociais. 3. Menstruação. 4. Feminismo. 5. Teoria feminista. 6. Identidade de gênero. I. Carvalho, Patrícia Peccin. II. Nery, Maria da Penha. III. Malaquias, Maria Célia. IV. Título.

25-98008.2
        CDD: 305.4201
        CDU: 141.72

Carla Rosa Martins Gonçalves - Bibliotecária - CRB-7/4782

Compre em lugar de fotocopiar.
Cada real que você dá por um livro recompensa seus autores
e os convida a produzir mais sobre o tema;
incentiva seus editores a encomendar, traduzir e publicar
outras obras sobre o assunto;
e paga aos livreiros por estocar e levar até você livros
para a sua informação e o seu entretenimento.
Cada real que você dá pela fotocópia não autorizada de um livro
financia o crime
e ajuda a matar a produção intelectual de seu país.

Uterodrama

Reflorestando o corpo-território

Laura de Souza Zingra Vomero

UTERODRAMA
Reflorestando o corpo-território
Copyright © 2025 by Laura de Souza Zingra Vomero
Direitos desta edição reservados por Summus Editorial Ltda.

Editora executiva: **Soraia Bini Cury**
Edição: **Janaína Marcoantonio**
Revisão: **César Carvalho**
Capa: **Alberto Mateus**
Ilustrações da capa e do miolo: **Patrícia Peccin Carvalho**
Projeto gráfico: **Crayon Editorial**
Diagramação: **Pablo Moronta**

Editora Ágora
Departamento editorial
Rua Itapicuru, 613 — 7º andar
05006-000 — São Paulo — SP
Fone: (11) 3872-3322
http://www.editoraagora.com.br
e-mail: agora@editoraagora.com.br

Atendimento ao consumidor
Summus Editorial
Fone: (11) 3865-9890

Vendas por atacado
Fone: (11) 3873-8638

e-mail: vendas@summus.com.br

Impresso no Brasil

Sumário

Prefácio · 11
Maria da Penha Nery

Parindo palavras · 21

Parte 1. Útero: uma ficção da narrativa ocidental · 29
    Pré-História e o mistério da criação: corpos que sangram · 31
    Idade Antiga: a corrupção das corpas sensíveis · 38
    Idade Média: o sagrado é um corpo não binário
    que dança na virada epistemológica · 41
    Idade Moderna e antiatualidade: devir profano
    como potência de vida · 57

Parte 2. Psicodrama outro · 89
    Território de criações anticoloniais · 91
    Por uma menstruação política e ecológica · 97
    Quem pode menstruar? · 109
    Conserva colonial: criação em disputa · 115
    Coinconciente colonizado: dispositivo para a manutenção
    do pacto narcísico da branquitude · 125
    Brasil: uma invenção colonial · 131
    Reflorestar o psicodrama · 136
    Uterodrama: rumo ao reencatamento
    e à alegria das corpas · 143

Parte 3. Caleidoscópio vivo — 171
- Alfazema: "É como se eu fosse o cerrado" — 173
  (sessões presenciais e *online*)
- Gerânio: "Sou o útero do Gerânio" — 204
  (sessão *online*)
- Acácia: "União... casa... trabalho... medo..." — 211
  (sessão presencial)
- Lótus: "Eu pareço ser ruim, mas não sou" — 218
  (sessão presencial)
- Margarida: "Eu preciso sangrar" — 225
  (sessão *online*)
- Jasmim: "Acho que agora eu não sirvo para mais nada" — 234
  (sessão presencial)

Fluxos menstruais outros — 245

Posfácio — 268
Maria Célia Malaquias

*Dedico estas palavras, tecidas a fios de resistência,
a todas as corpas que imaginam territórios outros;
que vivem intensamente pelo reflorestar
das paixões e dos desejos;
que caminham distraidamente e,
inesperadamente, amam.*

*Que esta escrita possa nos oferecer
encontros efêmeros, cósmicos e alegres.*

Essa foi uma admirável associação de ideias claras e distintas, que deve ter ocorrido em alguma parte do meu útero, já que se diz das mulheres que sua única parte criativa é o útero. Do meu útero rebelde e não reprodutivo, devem ter surgido então todas as outras estratégias: a raiva que me fez desafiar a norma, o gosto pela desobediência.

Paul B. Preciado, *Eu sou o monstro que vos fala*

Prefácio

Estamos diante de um livro desobediente: um ato de resistência que recria e des-re-territorializa nossos corpos. Um holofote recai sobre o útero e a menstruação, interligando questões de gênero, sexualidade, transfeminismo, antirracismo e relações de poder. Laura de Souza Zingra Vomero nos apresenta histórias seculares de violência contra nossas existências, que se reproduzem na área clínica, e traça um percurso metodológico e teórico — o uterodrama — para liberar a criatividade e a espontaneidade.

Por meio de extensa pesquisa, a autora revela que você, útero, desde a Antiguidade na narrativa ocidental, foi reduzido a uma função meramente reprodutiva, associado a doenças ginecológicas e representado como símbolo de monstruosidade e pecado; e que você, menstruação, também foi tratada como um fenômeno a ser medicalizado, carregado de significados negativos, como impureza ou inadequação, que nos impõem vergonha, medos, baixa autoestima, desigualdade social e de gênero, perda de direitos e autodestruição.

Ainda hoje, esses discursos patologizantes e ações destrutivas, oriundos de instituições religiosas, médicas, jurídicas e filosóficas comandadas por homens brancos cisgênero, nos subjugam e moldam nossos comportamentos para que nos conformemos, sem questionar, às normas coloniais hegemônicas (Shail e Howie, 2005).

Mas, historicamente, como conseguimos fazer diferente?

Muitas lutas nos ajudaram. E milhares de pessoas, nesses confrontos, sofreram violências ainda mais brutais e tiveram sua vida ceifada. Foram dores e sangue derramados para que corpos que sangram pudessem se tornar dignamente vivíveis.

Laura nos traz os estudos de gênero feministas e transfeministas — um movimento essencial para a inclusão das pautas trans e de pessoas sexo-gênero dissidentes —, da comunidade LGBTQIA+, do movimento negro e de todas as pessoas que desejam um mundo justo e equitativo.

A luta feminista ganhou visibilidade a partir do final do século XIX e passou por diversas fases ou ondas processuais. Hoje, existem múltiplos feminismos, que se apoiam na complexidade das questões de gênero, sexualidade, classe e raça. Entre eles, destacam-se o feminismo marxista-socialista, o ecofeminismo, o transfeminismo, o feminismo queer, o feminismo decolonial, o interseccional, o negro e o popular (Carvalho, 2021; Lugones, 2014).

Desde 2010, o feminismo alcançou um patamar global, com pautas contemporâneas que incluem o feminismo digital e o ativismo na virtualidade, a luta contra a misoginia *online*, contra *deepfake* e pornografia de vingança, além do combate à violência de gênero e sexual.

Os protestos #MeToo (2017) expuseram casos de assédio e abuso sexual em todo o mundo; o #NiUnaMenos (2015, Argentina) mobilizou protestos contra abusos e feminicídios na América Latina; o #EleNão (2018, Brasil) promoveu uma grande manifestação feminista contra políticos de discurso machista; e o #EndPeriodPoverty for-

PREFÁCIO

talece campanhas de distribuição gratuita de absorventes em países como Brasil, Reino Unido e Índia. Esses movimentos transformam a raiva e a indignação diante das injustiças em força para agir, protestar e garantir direitos.

E o movimento transfeminista tem reivindicado fortemente, entre tantas pautas, o reconhecimento da identidade de gênero, o acesso à saúde trans inclusiva e o combate à transfobia, além da ampliação da visibilidade e da representatividade (Simpson, 2015).

Os estudos críticos de gênero questionam a centralidade do útero e da biologia na definição do que é "ser mulher" e "ser feminista". Algumas das principais representantes desse pensamento são Simone de Beauvoir (2009) — que, em 1949, defendeu que "não se nasce mulher, torna-se" —, Judith Butler (2018) e Paul B. Preciado (2020), que destacam que gênero é performativo, ou seja, uma construção socio-histórico-cultural, e avançam na crítica à sociedade cis-heterotecnonormativa.

O feminismo negro amplia as perspectivas sobre essas realidades, com autoras como Angela Davis (2016), que intersecciona gênero, raça e classe; Grada Kilomba (2019), que analisa como o racismo se manifesta no cotidiano; Lélia Gonzalez (1982), que, com o conceito de amefricanidade, liga feminismo e identidade afro-latina; e bell hooks (2018), que nos presenteia com a importância de o feminismo ser para todos.

Na esteira das ações que nos libertam, observamos críticas contemporâneas às visões cis, eurocêntricas, patriarcais e misóginas de Freud. Horney (1991), por exemplo, embora tenha iluminado a psicanálise com a inclusão de fatores socioculturais na subjetividade, ainda sustentou uma crítica baseada no binarismo de gênero ao propor o conceito de "inveja do útero" como contraponto à ideia de Freud sobre a "inveja do pênis". Para a autora, a subjetividade masculina se compõe do sentimento de inferioridade em relação às mulheres devido à sua capacidade de gerar e nutrir a vida.

Breuer e Freud (2016), ainda, romperam com a explicação médica da época de que a histeria era uma doença de origem neurológica e fisiológica, associada ao útero, e a relacionaram a traumas psicológicos inconscientes e desejos reprimidos.

No século XX, o feminismo, o transfeminismo e a psiquiatria contemporânea criticaram o viés cis-heterocolonial da psicanálise freudiana, que perpetuava a noção de histeria como uma doença exclusivamente feminina. Na década de 1980, o termo foi abolido da classificação médica, e seus sintomas foram redistribuídos entre diferentes transtornos mentais, como os transtornos pós-traumáticos, de ansiedade, somatoformes e dissociativos (Mello, 2024). No entanto, o estigma persiste, deslegitimando e silenciando as mulheres ao expressarem suas emoções.

Alguns movimentos sociais — e alguns parlamentares, principalmente mulheres — trazem a pauta da "pobreza menstrual", que marca a busca ao acesso a produtos menstruais básicos para mulheres e pessoas que menstruam. Destacam a educação menstrual e sexual como fundamentais para a saúde física e mental, pois melhoram a autoestima, a igualdade social e o desempenho escolar de adolescentes e adultos.

Nesses confrontos, todas as artes se tornam uma imensa tropa. Na cinematográfica, destaco os documentários *Period. End of Sentence* (*Absorvendo o tabu*), de 2018, dirigido por Rayka Zehtabchi e produzido por Melissa Berton, que traz cenas chocantes relacionadas ao preconceito e à desinformação sobre a menstruação na Índia; e *Mundo Útero* (Brasil, 2023), dirigido por Andressa Paz e Silva e Mayara Floss, que apresenta a invisibilidade e as dores das mulheres nas áreas rurais.

O debate sensível sobre o direito ao próprio corpo, quando as protagonistas querem abortar em diferentes países, está presente, por exemplo, em *Lingui, the sacred bonds* (França/Alemanha, 2021, do diretor Mahamat-Saleh Haroun), cuja história se passa em Chade;

Levante (Brasil, 2023), da diretora Lillah Halla; e *Nunca raramente às vezes sempre* (Estados Unidos, 2020), da diretora Eliza Hittman.

A representatividade do elenco trans, com suas histórias e seus desafios, é forte no documentário *Paris is burning* (Estados Unidos, 1990), da diretora Jennie Livingston, e nas séries *Manhãs de setembro* (Brasil, 2021), dirigida por Luís Pinheiro e Dainara Toffoli, e *Pose* (Estados Unidos, 2018-2021), criada por Ryan Murphy, Brad Falchuk e Steven Canals.

Há, ainda, diversas produções ficcionais ou baseadas em fatos que retratam a violência contra as mulheres, as angústias de suas experiências sexuais ou suas conquistas. Destaco o filme *How to have sex* (Reino Unido, 2023), da diretora Molly Manning Walker; a série *The handmaid's tale* (O conto da Aia), de 2017, criada por Bruce Miller, e o franco-britânico *As sufragistas* (*Suffragettes*, 2015), realizado por Sarah Gavron.

É nesse campo de batalhas sociopolíticas, artísticas e acadêmicas que Laura, na área da saúde mental, demonstra como o sofrimento se multiplica para pessoas negras, transgênero, indígenas e sexo-gênero dissidentes.

E, com alegria — que nos foi milenarmente roubada —, a autora cria o uterodrama, teoria e método socionômico que transforma o útero e/ou os ovários em palco psicodramático, numa realidade suplementar, em que a/o protagonista vivencia seus dramas e ressignifica suas dores. Também, tecnicamente, dentre várias possibilidades psicodramáticas, o útero pode se tornar um personagem e, no confronto com outros da vida da/o protagonista, trabalham-se as conservas coloniais que desencorajam nossa espontaneidade-criatividade.

Em seus estudos, a autora mergulha com amorosidade no desvio, tornando o uterodrama um rebento de uma micropolítica que arrebata a esperança e os direitos de corpos historicamente marginalizados. Assim ela enriquece, com potência transformadora, a ciência e a prática socionômicas.

Laura também nos alerta sobre os movimentos neofascistas contemporâneos que ainda nos enxergam como bruxas a serem queimadas, e nos convida a romper com diagnósticos e práticas que reproduzem estigmas e exclusões. Perdura no livro a pergunta: "Como os diagnósticos micro e macrorrelacionais sobre LGBTfobia e racismo são realizados por psicodramatistas?" — e, eu acrescento, por todos os profissionais da saúde?

Nós mesmes, psicoterapeutas, corremos o risco de naturalizar violências e reproduzi-las nas relações, por meio dos conteúdos coinconscientes e cotransferenciais. Afinal, nas palavras de Laura: "O desconhecimento sobre o próprio corpo frequentemente alimenta medo e ansiedade. Vale cismar: 'É normal ter receio de uma parte do meu corpo que ainda não conheço bem?'"

Quando buscamos ampliar o pensamento crítico e o autoconhecimento, o processo cotransferencial tende mais fortemente para a cocriação.

É nesse sentido que Laura se conjuga com a prática de psicodramatistas como Maria Célia Malaquias (2023), Érico Vieira (2025), Daniel Russell Oliveira (2025), Mariana Leão e Pettra da Silva (2025), Mariana Tornelli Cunha (2023) e autores do livro *Sexualidades, corpos e poder* (2024), que tentam continuar o legado de Moreno de incluir os socialmente excluídos e realizar a utopia de terapia para a humanidade.

A pesquisa aponta que os sofrimentos relacionados à região uterina — como hemorragia, cólicas, disfunção menstrual, menopausa, aborto, frigidez, medo do ato sexual, desejo/ansiedade/medo de engravidar, tratamentos de fertilização, síndrome dos ovários policístico e endometriose — refletem uma matriz sociocultural ancestral, e que o uterodrama é um caminho viável para a promoção da saúde das pessoas com útero.

Em seu estudo, Laura deu aos protagonistas belos nomes de flores. Nesse momento, reitero que somos flores em um jardim, junto com Jasmim, Margarida, Lótus, Acácia, Gerânio e Alfazema. Que constantemente refloresçamos no reencantamento de si e do outro. Com eles, dizemos: sim, servimos para muita coisa; sim, sangramos com dignidade; sim, temos valor; sim, podemos optar por não sangrar; sim, podemos tirar o útero: sim, somos criadoras/es/os de nossas corpas!

Brasília, fevereiro de 2025.

Maria da Penha Nery *

---

* Seguidora perseverante da jornada em psicodrama desde final dos anos 1980. Busca aprendizado contínuo, principalmente com os neófitos (como Laura). É psicoterapeuta, doutora em Psicologia, aprecia pesquisar e publica livros e artigos na área.

Referências

BEAUVOIR, S. de. *O segundo sexo*. Rio de Janeiro: Nova Fronteira, 2009.

BREUER, J.; FREUD, S. *Estudos sobre a histeria*. Tradução de Paulo César de Souza. São Paulo: Companhia das Letras, 2016. (Trabalho original publicado em 1895.)

BUTLER, J. *Problemas de gênero — Feminismo e subversão da identidade*. Tradução de Renato Aguiar. Rio de Janeiro: Civilização Brasileira, 2018.

CARVALHO, F. A. de. "Marcando passos, a(r)mando lutas: o(s) feminismo(s) e outras 'bio-logias' na compreensão dos gêneros e sexualidades". *Revista de Ensino de Biologia da SBEnBio*, v. 14, n. 1, p. 427-452, 2021. DOI: https://doi.org/10.46667/renbio.v14i1.480.

DAVIS, A. *Mulheres, raça e classe*. Tradução de Heci Regina Candiani. São Paulo: Boitempo, 2016. (Trabalho original publicado em 1981.)

GONZALEZ, L. "Por um feminismo afro-latino-americano". In: GONZALEZ, L.; HANSELBALG, C. (orgs.). *Lugar de negro*. Rio de Janeiro: Marco Zero, 1982.

HOOKS, b. *O feminismo é para todo mundo — Políticas arrebatadoras*. Rio de Janeiro: Rosa dos Tempos, 2018.

HORNEY, K. *Os caminhos da psicologia feminina*. São Paulo: Artes Médicas, 1991.

KILOMBA, G. *Memórias da plantação —Episódios de racismo cotidiano*. Tradução de Jess Oliveira. Rio de Janeiro: Cobogó, 2019. (Trabalho original publicado em 2008.)

LEÃO CÔRTES BERQUÓ, M.; DA PENHA NERY, M.; ARAÚJO DA SILVA, P. R. "Psicodrama e diversidade: o mundo que queremos e fazemos". *Conecte-se! Revista Interdisciplinar de Extensão*, v. 8, n. 17, p. 118–127, 2025. Disponível em: https://periodicos.pucminas.br/conecte-se/article/view/34487. Acesso em: 25 maio. 2025.

LUGONES, M. *Colonialidade e gênero*. In: CURIEL, O.; LUGONES, M.; FALQUET, J. (orgs.). *Feminismos e pós-colonialismo — Acolonialidade e decolonialidade do poder*. São Paulo: Hucitec, 2014.

MALAQUIAS, M. C. *Etnodrama — Contribuições do grupo de estudos de psicodrama e relações raciais.* São Paulo: Ágora, 2023.

MELLO, F. R. *O desaparecimento da histeria na psiquiatria — Uma busca do DSM-I ao DSM-5-TR.* Trabalho de conclusão de curso (Especialização em Ciências da Saúde) — Universidade Federal do Rio Grande do Sul, Porto Alegre, 2024. Disponível em: http://hdl.handle.net/10183/284066. Acesso em: 3 fev. 2025.

NERY, M. P.; EUTRÓPIO, A. C.; VOMERO, L. S. (orgs.). *Sexualidade, corpos e poder — Desobediências criadoras.* São Paulo: Ágora, 2024.

OLIVEIRA, D. R. "Psicodrama brasileiro e a luta antirracista: o legado de Alberto Guerreiro Ramos". *Revista Brasileira de Psicodrama*, v. 33, 2025. Disponível em: https://revbraspsicodrama.org.br/rbp/article/view/696. Acesso em: 25 maio. 2025.

PRECIADO, P. B. *Um apartamento em Urano — Crônicas da travessia.* Rio de Janeiro: Zahar, 2020.

SHAIL, A.; HOWIE, G. (orgs.). *Menstruation — A cultural history.* London: Palgrave Macmillan, 2005.

SIMPSON, K. "Transexualidade e travestilidade na saúde". In: Brasil. Ministério da Saúde (org.). *Transexualidade e travestilidade na saúde.* Brasília: Ministério da Saúde, 2015. p. 9–16. Disponível em: https://bvsms.saude.gov.br/bvs/publicacoes/transexualidade_travestilidade_saude.pdf. Acesso em: 25 maio 2025.

TORNELLI DE ALMEIDA CUNHA, M.; VIEIRA, E. D. "A cidade, palco de tensões e ocupações criativas no espaço: experiências de jovens moradores de periferias". *Revista Brasileira de Psicodrama*, v. 31, 2023. Disponível em: https://revbraspsicodrama.org.br/rbp/article/view/616. Acesso em: 25 maio. 2025.

VIEIRA, E. *A distopia cotidiana dos oprimidos — Psicodrama e exclusão social.* São Paulo: Ágora, 2025.

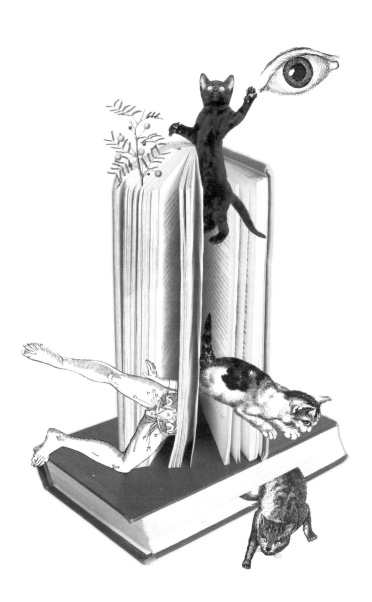

Parindo palavras

Sou uma criadora que expressa, expulsa, que vomita de dentro do seu ser, do seu ventre, do seu útero, do seu ovário, as mais diversas formas vivas, tornando vidas em forma de arte [...].

Eli Heil, *Vomitando sentimentos*

Parir, no sentido (des)figurado, pode ser compreendido como "expelir algo de dentro de si". E o que seriam estas linhas senão meu próprio corpo em seu processo de expulsão, decomposição e reencantamento? São palavras tingidas de vermelho-aquarela — quando as águas cor de seiva do dragoeiro, oriundas da descamação de realidades outras, encontram-se com as águas salgadas de um vasto corpo oceânico.

São infinitas linhas-cordões-umbilicais que costuram sentenças e orações. Ora um julgamento — que nos rasga o ventre —, condenando-nos à eternidade de doenças ou à imposição da mulheridade;

ora o sagrado envaidecido pelo círculo cisgênero (sobretudo branco), que invisibiliza corpas desviantes da ditadura binária, ficcional e assassina de gênero.

Como um emaranhado de linhas, formado por fluxos livres e descontínuos, a imagem-palavra, aqui pintada, (des)tecida e picotada, revela a não forma, o não linear. Assim, entre sentenças e orações, somos a multiplicidade da antífrase, uma espécie de linguagem fúngica e vegetal distinta da hegemônica. Ramificadas/es/os como micélios, conectamo-nos por sonhos, nutrientes, intuições e fantasias, sustentando, por isso, a terra com crimes e impiedades ao excedermos os limites do impossível. Nessa linha de destruição em massa de sentenças e orações, rumo a realidades outras, potencializamos as criações inimagináveis da anticorpa, do útero e da menstruação.

Não há nada de originalidade ou de sagrado, até pelo reconhecimento de que os círculos do sagrado feminino muitas vezes navegam dentro de caravelas epistêmicas.[1] É sobre carne, ossos, órgãos, líquidos, fluxos, reencantamento e desejos; sobre a revolução e a excomunhão das corpas. Portanto, nessa desventura, aproximamo-nos mais do profano, metamorfoseando nossas águas escarlate em consagrados des-sacramentais.

Como diria o pedagogo Luiz Rufino (2019), a virada linguística é vital para a constituição da crítica à colonialidade, o que pode ser entendido como a dobra na palavra performada pelos diversos saberes praticados em território amefricano e abya-yala. A narrativa inventora desse único mundo, com o advento da modernidade ocidental, produz a presença de algumas histórias em detrimento de outras, que são relegadas ao esquecimento. Lembremos que a história, como um ofício de tecer narrativas, investe fortemente no esquecimento. Nessa estrada de ilusões, é na perspectiva da produ-

---

1. O conceito de "caravela epistêmica" critica o gesto colonialista de se apropriar de saberes ancestrais e apresentá-los como novidades, apagando suas origens culturais (Geni Núñez, 2023).

ção da não presença da diversidade que ela se instaurou universalista sobre as existências.

Nesse (des)sentido, escolhemos a magia das encruzilhadas, subvertendo as epistemologias universais para imaginar projetos futuros múltiplos e libertários, em direção à prática do bem-viver. Se o desenvolvimento ocidentaliza a vida no planeta, segundo o economista equatoriano Alberto Acosta (2016), o bem-viver resgata as diversidades, propondo saídas descolonizadoras em todos os âmbitos da existência humana e não humana. Não se trata de um simples conceito, mas de uma vivência. Surgindo de raízes comunitárias e não capitalistas, o bem-viver rompe também com as lógicas antropocêntricas do capitalismo, que precisam ser repensadas a partir de posturas sociobiocêntricas.

Na tentativa de descolonizar o esquecimento, enquanto "ação inventora de novos seres e de reecantamento de mundo" (Rufino, 2019, p. 12), quebramos a ingenuidade do útero, até então riscada — pois o único ventre considerado divino, de onde nasce o bendito fruto, é o do corpo virgem —, rompendo com a ideia do imaculado espaço oco, frio e úmido, destinado à origem de todos os males fisiológicos e psicológicos da histeria e de toda a impureza do sangue sujo e diabólico. Nosso mau comportamento abandona a menstruação e sua menstruonormatividade,[2] criando fluxos sanguíneos outros: o da monstruação.

Esse menstruceito se apropria da requintada designação filosófica do útero como bicho indomável e devora, feito fera voraz, toda a ficção humilhante que o preenche, transmutando-a em força, em arma de destruição e no que mais for necessário, seja em

---

2. Conceito da pesquisadora Josefin Persdotter (2020) que descreve o conjunto de normas e expectativas sociais, culturais e biomédicas relacionadas à menstruação, que moldam a forma como as pessoas mesntruantes devem experienciar e lidar com o ciclo menstrual. Essas normas estão frequentemente relacionadas com outras formas de normatividade, como a cisnormatividade, a heteronormatividade e a corponormatividade.

monstruosidades ou em tormentas aquosas que quebram caravelas e resistem à mansidão e à domesticação das corpas.

Uma pesquisa que floresce das mapeações do próprio corpo, do ciclo e das emoções, incorporando também as queixas ginecológicas e conectando-as ao campo da psicossomática no terreno clínico. Por se tratar de uma temática ainda monopolizada pelo saber biomédico cis-heterocolonial no campo científico, o caminho se mostra restrito para encontrar estudos com embasamento crítico que escapem das abordagens centradas exclusivamente em doenças ou gravidez. A partir das palavras-chave "útero" e "menstruação", concentramos nossas buscas em pesquisas brasileiras — ainda que tenhamos incluído algumas produções internacionais —, utilizando bases como PePSIC, SciELO e Google Acadêmico, além de livros, reportagens e publicações especializadas, em particular a *Revista Brasileira de Psicodrama*.

Para evidenciar as violências e os estigmas associados aos corpos menstruantes, realizou-se uma extensa revisão bibliográfica sobre essas temáticas na narrativa hegemônica, com o propósito de garimpar textos e reflexões que nos deem pistas dos efeitos dessas ficções discursivas na concretude material que constrói nossa realidade.

A parte 1 deste livro, embora supostamente organizada por períodos e datas, não se propõe a uma narrativa linear ou contínua. Antes, busca apresentar contextos sociais e políticos específicos, tensionando categorias como gênero, raça, sexualidade, deficiência e território na análise dos temas do útero e da menstruação. Consiste em uma artesania que nos torna responsáveis pelo que aprendemos a ver, feita com conhecimentos localizados e no esperançar de estimular trocas e códigos neste pulsante "nódulo nos campos dos corpos e dos significados possíveis". Em consonância com Donna Haraway (1995, p. 41), "[t]alvez nossas esperanças na responsabilidade, na política" — e também no pensamento e nas relações ecológicas —

"estimulem uma revisão do mundo [...] como um codificador com o qual devemos aprender a conversar".

Assente nas inflexões de Haraway (1995), esta partilha, em forma de livro, se responsabiliza pela produção de sentidos, disputando espaço com histórias dominadoras de outrora que inventaram e inventam o tempo presente. São temáticas que foram historicamente delimitadas por normas discursivas que privilegiam determinados corpos, experiências e epistemologias em detrimento de outros. O útero, frequentemente reduzido a uma funcionalidade biológica reprodutiva ou associado a doenças ginecológicas, e a menstruação, tratada como um fenômeno a ser medicalizado desde a menarca, estão inseridos em um arcabouço de práticas discursivas moldadas por saberes médico-filosóficos cis-heterocoloniais. Nesse contexto, buscamos problematizar os modos como essas narrativas foram historicamente construídas e reproduzidas na discursividade hegemônica.

O útero e a menstruação não são apenas temas, mas territórios de disputa simbólica e material, em que significados plurais se entrelaçam enquanto silenciamentos sistemáticos persistem. Corpos que vivenciam essas experiências de forma não normativa — pessoas trans, negras, indígenas e corpos queer — são frequentemente excluídos, enquanto seus sentidos são reduzidos, controlados e patologizados.

A parte 2 apresenta os fluxos de criação desse caminho psicodramático outro, que nos conduz ao encontro com nossa espontaneidade-criatividade. O uterodrama brota espontaneamente em processo clínico psicoterapêutico, ramificando-se em uma vasta teia de milhares de quilômetros de intercessores. Conecta-se às forças dos ventos, das folhas, das águas, do barro, do fogo, dos minerais, dos bichos não humanos, das ruas, das estrelas, das encruzilhadas e esquinas, dos afetos, das artes, da ancestralidade, de autoras e autores que me transbordam o corpo de inspiração e... e...

É uma tecnologia de invenção de mundos, atualizada na ruptura com a realidade hegemônica.

Que esse metodrama, por ser um método outro, tingido de sangue, facilite a criação de um mundo coletivo repleto de bons encontros — singulares, revolucionários e alegres. Em oposição à clínica médica e psicológica cis-heterocolonial, buscamos desbloquear fluxos (menstruais, aquosos e outros) desejantes, promovendo desvios e modos inimaginavelmente utópicos de existir: inclusivos, bizarros, inventivos, ecológicos, estranhos e justos, em combate às lógicas hegemônicas.

Buscamos, coletivamente, (des)tecer linhas que nos (re)conectem, pessoas com útero, ao paraíso perdido moreniano — um lugar de utopia ativa, onde a espontaneidade toma sentido, a criatividade ganha forma e a vida se manifesta como força pulsante. Contudo, a história colonial nos fragmentou e cristalizou, afastando-nos de nossa potência criadora. Como sugere Moreno (2008), escapar do mundo conservado é buscar o retorno a esse paraíso perdido, onde habita o que há de mais vivo em nós. Ali, encontramos um novo começo: uma oportunidade de recriar e reinventar nossa vida em um ciclo contínuo de morte e renascimento. Talvez o paraíso perdido não seja um lugar de retorno, mas o próprio movimento contínuo que, distraidamente, já se transmutou em outro, e outro, e outro, e…

Não se trata de uma leitura linear ou evolutiva, mas circular, sobre decomposição e reciclagem, que busca reduzir os resíduos tóxicos gerados na teia relacional e social — um processo de regeneração que, aos poucos, substitui esses resíduos por recursos emocionais capazes de nutrir e fortalecer nosso corpo-território.

Dos cacos coloridos, resíduos relacionais das pessoas acompanhadas no terreno clínico, nasce a parte 3 deste livro: uma grande colagem coletiva, um caleidoscópio vivo. Formado por pequenos fragmentos de histórias, ele se transforma a cada movimento ou reflexo da luz, apresentando combinações singulares, variadas e de efeito visual múltiplo.

A última parte, talvez a primeira de muitas que ainda brotarão, é um terreno aberto e inacabado, um convite ao encontro, seja com a matéria orgânica de cada corpo, seja com o incorpóreo e o intangível. Que dessas criações outras, emergidas do choque experimental entre seres e não seres, jamais se percam o sensível, a alegria e o amor — não como regras, mas como vias desviantes de acesso ao impossível, de acesso ao bem-viver.

Nosso corpo brota.

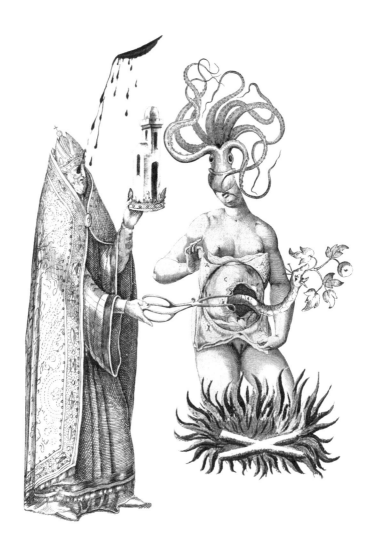

Parte 1
Útero: uma ficção da narrativa ocidental

*um útero é do tamanho de um punho
num útero cabem cadeiras
todos os médicos couberam num útero
o que não é pouco
uma pessoa já coube num útero
não cabe num punho
quero dizer, cabe
se a mão estiver aberta
o que não implica gênero
degeneração ou generosidade
[...].*

Angélica Freitas, "Um útero é do tamanho de um punho"

Pré-História e o mistério da criação: corpos que sangram

A Pré-História corresponde ao período que antecede o surgimento da escrita. Os estudos sobre fósseis e pinturas rupestres e a observação de primatas são fundamentais para sua compreensão. O Paleolítico, também chamado de Idade da Pedra Lascada, constitui a fase inicial dessa era. É caracterizado pelo surgimento dos primeiros seres humanos: com um estilo de vida nômade, eles migravam constantemente em busca de alimentos, deslocando-se à medida que os recursos vegetais se esgotavam e a disponibilidade de animais diminuía. Entre as conquistas mais significativas desse período, destaca-se o domínio do fogo (Adaid, 2016).

A narrativa hegemônica sempre privilegia seus grandes feitos, considerados de suma importância para a humanidade. A ideia do "berço da civilização" — que se refere ao surgimento das primeiras sociedades complexas, com escrita, urbanização, hierarquias sociais etc. —, por exemplo, permanece carregada de imaginário colonial, um ponto que o professor Kabengele Munanga (2015) nos convida a descolonizar em sua obra *Por que ensinar a história da África e do negro no Brasil de hoje?* Ele problematiza a distorção histórica relacionada à África, evidenciando como as ideologias de dominação buscaram falsificar, apagar ou subverter as narrativas dos povos africanos. Munanga ressalta que a história africana foi frequentemente negada ou retratada sob a ótica do colonizador, resultando em profundas distorções sobre a realidade desse continente. Além disso, ele destaca a necessidade de dar visibilidade à pré-história africana, à integração do Egito, ao reconhecimento dos grandes reinos africanos e à afirmação da África como o verdadeiro berço da civilização — um reconhecimento muitas vezes deslocado, de maneira exclusiva e errônea, para a Europa.

De acordo com a feminista francesa Élisabeth Badinter (1986), durante o Paleolítico, é plausível que tenha existido uma divisão sexual de tarefas semelhante àquela observada entre primatas. Nesse contexto, os homens se dedicariam à caça, enquanto as mulheres assumiriam a responsabilidade pela coleta de alimentos nas proximidades, bem como pelos cuidados com crianças, idosos e doentes. Evidências arqueológicas desse período indicam um culto à figura feminina nas sociedades pré-históricas, possivelmente relacionado à capacidade das mulheres de gerar vida. As representações masculinas eram escassas, em contraste com a abundância de estatuetas esculpidas em ossos que simbolizavam o corpo feminino, além de desenhos em paredes de cavernas que retratavam vulvas, mulheres grávidas, partos e aleitamento.

Os ancestrais do Paleolítico e do início do Neolítico, segundo a historiadora Riane Eisler (1996), provavelmente percebiam o corpo feminino como um receptáculo mágico. Essa visão estaria associada à observação do processo de geração da vida, considerado milagroso, e à capacidade do corpo feminino de prover alimento. Eisler também destaca que o poder de estimular o órgão masculino e a habilidade das mulheres para experienciar prazer sexual teriam reforçado essa concepção de fascínio e reverência.

Nessa perspectiva de mistério e desconhecimento, as mulheres eram consideradas manifestações divinas, encarnações da própria divindade, sendo vistas como guardiãs da vida e da morte devido à sua fertilidade e à sua capacidade de gerar vidas internamente. Segundo Eisler (1996), essa concepção era fortalecida pela ausência de entendimento sobre o papel do coito no processo de procriação.

Para a psicanalista Regina Navarro Lins (2012), durante o Neolítico — o segundo período da Pré-História —, a noção de propriedade privada começou a emergir, impulsionada pelas disputas por terras férteis, decorrentes do advento da agricultura e da fixação em territórios. Esse cenário marcou o início da dessacralização do feminino.

Com o reconhecimento do papel masculino na procriação, os homens passaram a se enxergar como os principais responsáveis pela geração da vida, por possuírem o "instrumento" para fecundar as mulheres. Já na Idade dos Metais, essa mudança culminou na intensificação do culto ao falo, que se tornou símbolo de adoração e devoção religiosa em várias culturas do mundo antigo, embora seu início e sua difusão não sejam completamente conhecidos. A descoberta do arado, o avanço na criação de gado e o domínio na criação de cavalos reforçaram ainda mais a ideia da supremacia masculina e da procriação. Com o desenvolvimento da domesticação equina, a noção da divindade feminina como detentora de poderes foi diminuindo, já que se passou a entender a importância do acasalamento dos animais para a manutenção das fazendas primitivas. Isso contribuiu para o reconhecimento do órgão masculino, o pênis, como único responsável pela procriação.

O estabelecimento do patriarcado foi marcado pelo declínio gradual do status sagrado atribuído à figura feminina. Embora a veneração pelo feminino ainda tivesse espaço durante a Idade dos Metais, a adoração ao símbolo masculino foi ganhando força, até se tornar predominante. Nesse processo, os homens passaram a enxergar as mulheres como inferiores, consolidando e perpetuando essa visão ao longo da história (Lins, 2012).

Com a descoberta do papel masculino na procriação, as deusas da Pré-História gradualmente perderam seu espaço e registro. A instalação do patriarcado, há cerca de 5 mil anos, transformou profundamente o status da mulher, que passou a ser tratada como uma mercadoria, sujeita a compra, venda ou troca. Nesse contexto, a mulher foi reduzida a uma posição de inferioridade e subordinação em relação ao homem, consolidando sua dominação (Lins, 2012).

Segundo Felipe Adaid (2016), a transição que retirou a mulher de sua posição sagrada gerou nos homens um sentimento de imenso poder e arrogância em relação à sua própria autoridade. Esse período marca o início de um movimento misógino, no qual o feminino passou a ser considerado obsoleto, subjugado e gradualmente aniquilado pelos padrões culturais de uma sociedade centrada no falo. Essa transformação não apenas marginalizou o feminino, mas também alimentou um sentimento de hostilidade e agressão direcionado a esses corpos.

Na ciência ocidental, é comum a universalização do sujeito, uma invasão tão profunda em nosso imaginário que, ao se referir às mulheres e aos homens na Pré-História, assume-se que essa binaridade seria central. Isso gera uma associação irrefletida entre as palavras cisgeneridade e heterossexualidade, reforçando, por vezes inconscientemente, padrões normativos. Se essas histórias foram inventadas a partir de perspectivas cis-heterocoloniais, podemos reimaginar narrativas que incorporem saberes não binários, rompendo com as imposições históricas e abrindo caminho para possibilidades interpretativas mais plurais e inclusivas.

Não podemos nos esquecer de que esses discursos perpetuam uma perspectiva bioessencialista ao atribuírem valor aos órgãos genitais e se fundamentarem em uma visão binária e cisgênera. Essa invenção colonial incita o apagamento, a exclusão e a anulação de corpos que não se enquadram na ditadura binária. Sem adentrar nos domínios da psicanálise ou realizar uma análise teórica aprofundada sobre o conceito psicanalítico de falo, e em nenhuma hipótese equipará-lo exclusivamente ao pênis, a associação restrita até então à figura do homem cis reforça práticas violentas de intersexofobia e transfobia.

Como questionado pela pesquisadora e psicóloga Jaqueline Gomes de Jesus (2024, p. 16-19), "pode a mulher ter falo?" "Onde foram escondidas as mulheres e outras figuras femininas com características fálicas que, em tempos antigos, ou em outras mitogonias, eram admiradas e, inclusive, sacralizadas?" A professora ainda amplia sua crítica contra a hegemonia do saber argumentando que nem todas as mulheres fálicas têm pênis, algumas usam dildos; assim, podemos pensar no renascimento do mundo das mulheres fálicas e dos homens sem pênis.

Sem um amparo teórico que escape à universalização binária de gênero, talvez possamos compreender esses momentos históricos — para além das mulheres fálicas e dos homens sem pênis — como a afirmação da existência de corpos que menstruam, nomeando, nesse contexto, pessoas com útero: sejam elas intersexo, mulheres cis, pessoas não binárias, homens trans e/ou transmasculinos. Essa abordagem abre caminho para a criação de narrativas outras, livres das interpretações universais sobre papéis sociais e identidades de gênero, que ainda não haviam sido constituídos.

Interpretar o passado a partir das concepções da cultura dominante perpetua a colonização do imaginário, consolidando a falsa ideia de que homens e mulheres cis sempre existiram e reforçando a noção de corpos cisgênero como naturais e inquestionáveis. Simultaneamente, essa perspectiva marginaliza as identidades transgênero, tratando-as como algo artificial, efêmero ou mesmo como modismos recentes. Esse dispositivo de poder hegemônico ignora que os corpos, em sua diversidade, estão em constante processo de (re)construção, independentemente da identidade de gênero ou do contexto histórico.

A professora de Direito Adriana de Fátima Campagnoli *et al.* (2003), inspiradas nas ideias de Simone de Beauvoir e Françoise Héritier, argumentam que a misoginia não encontra justificativa na diferença de desenvolvimento muscular entre os sexos. Elas ressaltam que o núcleo do poder exercido sobre a mulher não reside na diferença anatômica, mas sim naquele que reivindica o privilégio da fecundidade e da reprodução como forma de dominação. Essa perspectiva desafia a ideia de que as diferenças físicas servem como base para justificar a subjugação das mulheres, apontando para aspectos mais profundos relacionados ao controle da capacidade reprodutiva, os quais se firmam como linhas rígidas na manutenção dos sistemas de opressão.

O privilégio atribuído à fisiologia única da mulher, como sua condição reprodutiva e as características misteriosas de seu corpo, gerou uma espécie de "genofobia" entre os homens. A habilidade da mulher em dar vida, nutrir e curar está intrinsecamente ligada à sua conexão com a vida e a morte. Esse poder resultou em um temor em relação à figura feminina, levando os homens a buscar constantemente o controle sobre a sexualidade, a personalidade e a liberdade das mulheres (Campagnoli *et al.*, 2003).

De acordo com o poeta e escritor Oswald de Andrade (1950), a revolta patriarcal teve início na Pré-História, substituindo uma sociedade matriarcal que não estava dividida em classes. Na estrutura matriarcal, o direito materno sobre os filhos e a propriedade coletiva da terra predominavam, e não havia um Estado estabelecido. Com a ascensão do patriarcado, houve uma transição gradual para um novo modelo: o direito paterno sobre os filhos, a propriedade privada da terra e o surgimento do Estado de classes. Esse novo sistema foi impulsionado pela preservação da herança paterna e pela acumulação de riqueza, consolidando o poder nas mãos de um grupo específico e resultando na imobilidade da estrutura de classe.

Na versão bíblica, conforme Andrade, Eva é culpada, enquanto na narrativa homérica grega, Pandora é responsabilizada por disseminar todos os males pelo mundo. Ambas as histórias são moldadas pelo contexto patriarcal. Antes de adentrarmos na Idade Antiga, é interessante refletir sobre as contribuições do autor mencionado. A antropóloga Rosalira Oliveira (2005) contesta a teoria do "matriarcado primitivo" como uma sociedade anterior ao patriarcado. De acordo com a autora, a ideia de um matriarcado como uma governança liderada pelas mães foi proposta no século XIX pelo antropólogo Johann Jakob Bachofen.

Ainda conforme a pesquisa da antropóloga, a intelectualidade feminista contemporânea questiona a teoria do matriarcado original, argumentando que ela oferece um modelo oposto ao patriarcado e sugere uma sociedade estruturada na dominação de um sexo sobre o outro. Essa perspectiva pressupõe que, se algo não é patriarcado, deve automaticamente ser matriarcado. Riane Eisler (1998) critica essa lógica, apontando que ela surge de uma sociedade de domínio que naturaliza uma relação hierárquica entre homens e mulheres. Podemos complementar a crítica, acrescentando que essa lógica também contribui para a naturalização de corpos cisgênero e binários.

Segundo Oliveira (2005), esse pensamento está diretamente ligado ao movimento feminista, que propõe um novo modelo cultural para o período Neolítico: uma sociedade matrifocal ou matrística. A arqueóloga Marija Gimbutas (1998), conhecida por suas pesquisas sobre as divindades da "velha Europa", descreve as sociedades neolíticas como culturas pacíficas e colaborativas, nas quais as mulheres ocupavam papéis sociais importantes, como sacerdotisas, artesãs ou líderes de clãs matrilineares. Nesse contexto, não havia registros significativos que indicassem distinções de status baseadas no sexo.

Esse retrato revela sociedades matrifocais, nas quais os princípios espirituais e as práticas estavam centrados na adoração de uma deusa-mãe, e a filiação era determinada pela linhagem materna. A deusa era vista como uma realidade cósmica, e não como um mito ou uma lenda. Sua presença era fundamental, regendo valores como a cooperação, a convivência pacífica e a sacralidade do mistério da criação. Era uma sociedade em harmonia entre os sexos, os seres humanos e o restante da natureza; um mundo matricêntrico, não necessariamente liderado pelas mulheres, mas organizado em torno delas. Essa realidade contrastava significativamente com as sociedades que se seguiram, dominadas por hierarquias masculinas (Gimbutas, 1998).

Idade Antiga: a corrupção das corpas sensíveis

Segundo a especialista em história do Direito e dos Direitos Humanos, Gisele Lima (2017), a Idade Antiga abrange o período que vai da invenção da escrita, entre 4000 a.C. e 3500 a.C., até a queda do Império Romano do Ocidente em 476 d.C. Esse período histórico, também pesquisado pela médica Dalila Martins (2017), é marcado pela influência de pensadores amplamente reconhecidos até hoje, como Hipócrates, Platão e Galeno. Esses filósofos atribuíam ao útero um papel etiológico, considerando-o responsável por uma série de condições que posteriormente seriam associadas ao conceito de histeria.

Hipócrates propunha a teoria de que a abstinência sexual provocaria o ressecamento e o encolhimento do útero. Ele sugeria que, ao tentar reverter essa condição, as mulheres poderiam apresentar sintomas como uma sensação de pressão ascendente no abdômen, que se propagaria até o coração e a garganta. Esses sinais foram posteriormente relacionados ao que viria a ser conhecido como histeria (Martins, 2017).

Para Platão, conforme a pesquisa de Dalila Martins (2017), o útero era entendido como um "animal", sexual e socialmente frustrado, cuja ausência de amor e filhos resultaria em manifestações físicas e psicológicas. Já Galeno atribuía ao útero a função de produzir uma secreção semelhante ao sêmen. A estagnação dessa substância, em razão da falta de atividade sexual, era vista como tóxica para o sangue, culminando em sintomas associados à histeria. Galeno também apontava que um efeito semelhante poderia ocorrer no sexo masculino devido ao acúmulo de sêmen.

Durante a Antiguidade, de acordo com Campagnoli *et al.* (2003), o patriarcado nas sociedades árabes e hebraicas detinha um grande poder. Após o casamento, as mulheres eram drasticamente realocadas para a família do marido, enquanto as decisões sobre o destino dos recém-nascidos ficavam a cargo do marido e do pai. Os meninos tinham o direito de viver, enquanto as meninas, frequentemente, eram abandonadas em fossos. De acordo com a pedagoga Denise Soares da Silva Alves (2017), sociedades como Esparta, Roma e Atenas tratavam pessoas com deficiência de forma brutal, em um contexto que historiadores chamam de "período de extermínio". Em Esparta, por exemplo, a sociedade era fortemente militarizada e valorizava o corpo perfeito. Crianças que nasciam com algum tipo de deficiência eram eliminadas. Uma comissão de anciãos espartanos avaliava os recém-nascidos e decidia seu destino: os fortes eram devolvidos às famílias para ser educados como guerreiros, enquanto os considerados fracos eram descartados, muitas vezes lançados em abismos.

A castidade feminina, segundo Adriana de Fátima Campagnoli *et al.* (2003), era rigidamente imposta às mulheres maduras até o casamento, com o objetivo de preservar a legitimidade da herança. Conceder direitos sucessórios a um descendente estrangeiro era considerado um dos maiores crimes, reforçando a lógica da propriedade privada que transformava a infidelidade feminina em uma grave transgressão, com a possibilidade de pena de morte como punição. Para Engels e Beauvoir, o casamento consolidava essa lógica, vinculando o destino da mulher à preservação da herança. Assim, a concepção de adultério, segundo essa perspectiva, poderia deixar de existir em uma sociedade em que não houvesse herança.

Oswald de Andrade (1950) retrata, em um monólogo atribuído a Sócrates, reflexões sobre a dependência humana em relação ao divino, destacando os deuses como governantes supremos do universo. Essa narrativa se conecta com a visão filosófica e espiritual da época, que buscava justificar não apenas a ordem social, mas também questões relacionadas à alma e ao destino humano. Sócrates discorre sobre a imortalidade da alma e sugere que, no pós-morte, as almas virtuosas seriam recompensadas, enquanto aquelas que se desviaram de uma conduta justa enfrentariam destinos adversos, reafirmando a centralidade do divino na manutenção da ordem moral.

A visão de Sócrates, que exalta a alma enquanto desvaloriza o corpo como fonte de corrupção, reforça as bases das estruturas patriarcais ao consolidar uma sociedade dependente de um ser superior que recompensa ou pune. Essa dualidade entre alma e corpo contribuiu para legitimar relações de poder e a aceitação de condições de subjugação, afetando de maneira mais intensa mulheres e pessoas escravizadas. Além disso, o messianismo derivado dessas convicções socráticas desempenhou papel crucial na consolidação do cristianismo durante a Idade Média, fortalecendo uma moralidade centrada na promessa de recompensa espiritual e na obediência terrena (Andrade, 1950).

Idade Média: o sagrado é um corpo não binário que dança na virada epistemológica

De acordo com o historiador Edward McNall Burns *et al.* (2000), a Idade Média abrange aproximadamente o período entre os anos 600 e 1500 d.C. Historiadores europeus costumam dividir esse período em três fases principais: a Idade Média Inicial, marcada por um significativo atraso econômico e social da civilização cristã ocidental em comparação com os Impérios Bizantino e Árabe; a Alta Idade Média, caracterizada por notáveis avanços econômicos, especialmente devido ao progresso na agricultura; e a Idade Média Tardia, que enfrentou um declínio econômico provocado pela exaustão do solo, pela peste bubônica e por conflitos bélicos.

Durante a Baixa Idade Média, Alberto Magno, um dos pensadores mais universais desse período, teria escrito *De secretis mulierum*[3] [Os segredos das mulheres], um manual fortemente influenciado pelas ideias clássicas de Aristóteles. É relevante lembrar que Aristóteles foi discípulo de Platão, que, por sua vez, foi aluno de Sócrates, formando uma linha de pensamento que atravessou séculos e moldou a filosofia ocidental. Essa conexão destaca a influência das ideias clássicas no pensamento medieval. Segundo a historiadora Laila Pissinati (2018), *De secretis mulierum* foi um tratado médico amplamente reconhecido por sua disseminação das ideias aristotélicas na Europa Ocidental. O documento abordava questões re-

---

3. Conforme as análises de Andressa Furlan Ferreira (2017), mestra em Ciências das Religiões, *De secretis mulierum* foi erroneamente atribuído a Alberto Magno. De acordo com Helen LeMay (1992), ele não foi o autor original do manuscrito nem de suas edições. Em vez disso, suas ideias foram extraídas e reinterpretadas para a construção do tratado.

lacionadas ao corpo feminino, com ênfase na reprodução, que era vista como a principal função atribuída à mulher. As ideias apresentadas nesse tratado tiveram impacto significativo no pensamento acadêmico da época, influenciando tanto o pensamento clerical quanto o filosófico nos séculos XIII e XIV, sobretudo no que tange ao corpo, à sexualidade, à mulher e à reprodução.

O tratado abordava uma variedade de temas, como virgindade, castidade, questões uterinas, produção de esperma, barreiras à concepção e menstruação. De acordo com Pissinati (2018), essas informações eram apresentadas de forma equivocada, sem fundamentação científica sólida, e frequentemente construídas sob a perspectiva da inferioridade do corpo feminino. Esse viés pode ser interpretado como uma herança do pensamento aristotélico, que compreendia o corpo masculino como o padrão de saúde e perfeição, marginalizando e subvalorizando o corpo feminino.

De acordo com a pesquisadora Lidiane Alves de Souza (2012), ao analisar as representações do corpo feminino nas obras médicas do século XIII, nota-se que a teoria dos humores, desenvolvida por Galeno e Aristóteles e amplamente difundida na medicina medieval, reforçava a ideia de uma suposta inferioridade da mulher em relação ao homem. Esses pensadores hierarquizavam os corpos com base na alegada condição fisiológica de gerar calor. O corpo masculino era descrito como quente e seco, qualidades associadas à força e à perfeição, enquanto o feminino era classificado como frio e úmido, características que simbolizavam fragilidade e insuficiência. A medicina da época acreditava que essa diferença nos humores se refletia principalmente nas características dos órgãos reprodutivos.

Segundo o historiador Thomas Laqueur (2001), prevalecia a crença de que, devido à menor quantidade de calor, o corpo feminino não possuía energia suficiente para desenvolver plenamente seus órgãos genitais. Essa visão sustentava a ideia de que os órgãos reprodutivos femininos eram menores e posicionados internamente, configurando uma espécie de inversão do aparelho masculino. Esse conceito consolidava a percepção de que a mulher era uma versão inferior, defeituosa e incompleta do homem, refletindo as bases do pensamento hierárquico e patriarcal da época.

Laila Pissinati (2018) discorre que o discurso antigo, ao delinear as diferenças entre os órgãos sexuais masculinos e femininos, desempenhou papel crucial na construção dos papéis de gênero na sociedade. A posição inferior da mulher era, inicialmente, justificada por seu corpo. A historiadora destaca que, na Baixa Idade Média, as relações de poder entre os gêneros estavam retratadas de maneira explícita no tratado *De secretis mulierum*. Nesse contexto, os atributos concedidos a cada sexo estavam diretamente vinculados aos seus papéis sociais. Em outras palavras, as características corporais serviam como base para moldar funções sociais. Assim, a hierarquia masculina consolidava-se ao classificar o corpo feminino como naturalmente inferior, tanto em termos físicos quanto funcionais. É possível perceber como o binarismo se fortalece nesse contexto, uma vez que o corpo biológico justifica o destino social.

Para a historiadora Dulce Oliveira Amarante dos Santos (2013), o termo "segredos" no título do tratado reflete o desejo dos filósofos e teólogos masculinos de desvendar e controlar os processos reprodutivos femininos. Esse controle abrangia desde a concepção e o desenvolvimento do embrião até a determinação do sexo e a interpretação da função da menstruação. Durante toda a Idade Média, prevaleceu a crença de que a mulher era naturalmente fria. Segundo o escritor Claude Thomasset (1993), mesmo as mulheres consideradas mais calorosas não alcançavam o nível de calor atribuído ao homem mais frio.

No capítulo V do tratado, Alberto Magno, influenciado pelas ideias aristotélicas, descreve a mulher como uma versão enfraquecida e incompleta do homem, referindo-se a ela como uma espécie de "macho impotente". Ele argumenta que o nascimento de uma mulher seria resultado de desvios nos processos reprodutivos, classificando-a como um "monstro natural". Enquanto o corpo masculino era idealizado como símbolo de perfeição, o feminino era concebido como um erro inerente, atribuído às características de frieza e umidade do útero (Pissinati, 2018).

Segundo Thomas Laqueur (2001), essa visão de inferioridade fisiológica baseava-se na suposta incapacidade do organismo feminino de transformar matéria em substâncias vitais devido à sua natureza "fria". Isso resultava na eliminação dos excessos sob a forma de fluido menstrual, considerado um resíduo imperfeito. Alberto Magno complementa essa ideia, descrevendo a menstruação como um excedente de alimentos que o corpo feminino expeliria mensalmente.

No que diz respeito à temática da menstruação, diversas interpretações supersticiosas emergiram ao longo da Idade Média. Como relata Pissinati (2018), uma das crenças difundidas era a de que um homem que tivesse relações sexuais com uma mulher menstruada poderia contrair lepra. Essa ideia exemplifica a maneira como o corpo feminino, especialmente durante o ciclo menstrual, era envolto em mitos e tabus.

Em *De secretis mulierum*, encontram-se citações que analisam o ciclo menstrual como um fluido venenoso, atribuindo à menstruação propriedades nocivas tanto para a saúde quanto para o ambiente. Essas interpretações reforçavam a marginalização e a inferioridade simbólica dos corpos menstruantes, perpetuando estereótipos negativos que influenciavam as relações de poder e os papéis de gênero na sociedade medieval:

> A razão para isto é que as mulheres são totalmente venenosas no período de sua menstruação, que elas envenenam animais pelo seu olhar; elas infectam crianças no berço; elas mancham o mais limpo espelho; e sempre que um homem tiver relações sexuais com elas, elas produzem leprosos e algumas vezes cancerosos. (Pseudo Alberto Magno, cap. I, n.p., *apud* Pissinati, 2018, p. 4)

Lidiane Alves de Souza (2012) destaca que os escritos de Aristóteles desempenharam papel central na consolidação e na disseminação da misoginia na sociedade ocidental. Segundo a autora, os princípios aristotélicos minimizavam a importância desse corpo outro no processo reprodutivo, reduzindo sua função à de mero receptáculo no qual o homem depositaria sua semente. Em contraste com Aristóteles, Galeno acreditava na contribuição da mulher para a formação do feto, embora considerasse sua participação inferior, devido à natureza fria atribuída ao corpo feminino. Já a tradição hipocrática se diferenciava de ambas as abordagens ao entender a formação do embrião como resultado da união dos sêmens masculino e feminino, atribuindo a ambos os sexos papéis equivalentes nesse processo (Pissinati, 2018).

Alberto Magno, ao tratar da sufocação do útero e das dificuldades na concepção, articula um discurso que reflete o legado dos saberes médicos antigos. Como evidenciado por Laila Pissinati (2018), seus escritos não se configuram como uma preocupação com a saúde feminina, mas como um esforço direcionado ao controle reprodutivo. No capítulo "Acerca dos defeitos do útero", o autor descreve o útero como um foco de males e doenças, atribuindo essas condições a "corrupções" internas e à menstruação, interpretada como uma substância venenosa. Essa perspectiva reforça o papel subalterno do corpo menstruante no imaginário médico-teológico da época, consolidando sua representação de monstruosidades, imperfeições e doenças.

De acordo com Lidiane Alves de Souza (2012), a teoria hipocrática concebia o útero como um órgão móvel, capaz de deslocar-se dentro do corpo. Esse deslocamento seria responsável por causar desconforto ao pressionar órgãos superiores, culminando na condição conhecida como sufocação da madre ou da matriz. Essa explicação, fundamentada em uma compreensão imaginativa do corpo, reflete as limitações de conhecimento anatômico da época, uma vez que as dissecações eram proibidas, dificultando a compreensão realista da fisiologia.

Como medida preventiva contra a sufocação da madre, os médicos prescreviam a prática do coito, com base na crença de que a enfermidade resultava da retenção do esperma feminino. Para mulheres que não tinham acesso à atividade sexual, recomendava-se a masturbação, um procedimento que, conforme as normas vigentes, deveria ser realizado por parteiras. Essa prática reforçava o tabu em torno do corpo (cis)feminino, refletindo o controle social sobre sua sexualidade. Referenciando Galeno em *De secretis mulierum*, Alberto Magno atribuía o deslocamento do útero até o coração à retenção menstrual, que, por sua vez, era vista como resultado da falta de calor no corpo da mulher (Pissinati, 2018):

> A sufocação, de acordo com as autoridades médicas, é a compressão dos espíritos vitais que saíram do corpo por causa de um defeito do útero, resultando na dificuldade de respirar. Isto acontece quando o útero sai do seu lugar próprio: isso resulta na frieza do coração que provoca na mulher uma síncope, isto é, uma fraqueza do coração, e isso é, muitas vezes, acompanhado pela tontura na cabeça. (Pseudo Alberto Magno, cap. XI, n.p., *apud* Pissinati, 2018, p. 6)

E continua:

> Esta enfermidade acontece nas mulheres porque elas estão repletas da menstruação corrupta e venenosa, e é bom para elas, sejam jovens ou velhas, que essa matéria possa ser expelida. Por isso, é prudente e bom que essas mulheres, não importa se são jovens ou velhas, sirvam-se amiúde dos homens para expulsar a dita matéria. Convém muito às jovens que têm abundância da matéria úmida. (Pseudo Alberto Magno, cap. XI, n.p., *apud* Pissinati, 2018, p. 6-7)

Antes de prosseguir na análise da narrativa eurocêntrica sobre o útero e a menstruação, é pertinente fazer uma pausa para refletir sobre as metáforas forjadas pelo discurso hegemônico que reforçam políticas supremacistas de controle. Expressões como "peste negra", como citada anteriormente, assim como "ovelha negra", "lista negra" e "humor negro", exemplificam a forma como conceitos associados às pessoas negras foram historicamente carregados de significados negativos. Essas construções linguísticas desempenharam papel de domínio na consolidação de hierarquias raciais, perpetuando políticas discriminatórias ao longo do tempo.

O termo "peste negra", por exemplo, é uma expressão racista e pode ser substituído pela designação correta da doença: peste bubônica. Apesar disso, essa expressão ainda figura amplamente em livros didáticos, refletindo como narrativas discriminatórias são naturalizadas no ensino formal. Da mesma forma, metáforas misóginas relacionadas ao corpo cisgênero feminino também são perpetuadas, como o uso de termos como "corrupção" e "veneno" para descrever a menstruação. Essas representações reforçam preconceitos e mantêm estruturas de poder que desvalorizam corpos historicamente marginalizados, sejam eles negros, indígenas, não binários, transmasculinos ou cisfemininos.

Segundo a linguista Vera Lúcia Menezes de Oliveira e Paiva (1998), a perpetuação de opressões está intrinsecamente ligada à linguagem, e a conscientização linguística emerge como um caminho importante para rejeitar a disseminação inconsciente de elementos racistas e misóginos. Paiva destaca que metáforas frequentemente se infiltram de forma imperceptível nas estruturas de pensamento, desvinculando-se de seus sentidos literais e reforçando preconceitos de maneira sutil. Por isso, além de fomentar narrativas inclusivas em espaços como escolas, universidades e a mídia, a construção consciente de novas metáforas torna-se indispensável. Essa transformação gradual da linguagem pode, segundo a autora, refletir e promover mudanças mais profundas nos valores sociais.

De acordo com Dulce dos Santos (2001), a chegada do cristianismo ao Império Romano marcou mudanças significativas na percepção e na interação dos indivíduos com o corpo, estabelecendo novos mecanismos de disciplina e controle. Historiadores como Jacques Le Goff e Nicolas Truong (2006) reforçam essa perspectiva, argumentando que o terreno cultural e social já estava amplamente preparado para que o cristianismo promovesse uma grande reviravolta do corpo contra si mesmo.

A Idade Média foi marcada por um movimento significativo de desvalorização do corpo e da sexualidade, impulsionado por ideólogos como Jerônimo e Agostinho, cujas ideias foram posteriormente reforçadas por Tomás de Aquino. Essa visão encontrou eco nas práticas monásticas, em que monges desempenharam papel central na disseminação e na exaltação das virtudes da virgindade e da castidade, promovendo-as como ideais amplamente respeitados na sociedade medieval (Pissinati, 2017).

Com a institucionalização do cristianismo, o Ocidente vivenciou uma transformação profunda, na qual o conceito de pecado original passou a ser reinterpretado com ênfase nos pecados de natureza sexual. Le Goff e Truong (2006) apontam que, em vez de compreender o pecado original como a ingestão da maçã que simboliza a sabedoria divina e o desejo de conhecimento por parte de Adão e Eva, tornou-se mais conveniente associá-lo à atividade sexual. Essa releitura reforçou mecanismos de controle corporal e sexual, consolidando-se especialmente a partir do século XII. Nesse contexto, as mulheres cis, as pessoas que desviavam das relações heterossexuais e aquelas que não se enquadravam na norma binária de gêneros tornaram-se as principais vítimas dessa nova interpretação religiosa e moral, que sustentava discursos de opressão e subjugação relacionados ao corpo, ao desejo e à sexualidade.

Conforme os pesquisadores Carlos Augusto Reinke *et al.* (2017), as relações entre pessoas do mesmo sexo eram vistas, no contexto medieval, como uma grave perversão, contrária aos princípios divinos e à moral cristã. Essa condenação era sustentada por interpretações literais de passagens bíblicas, como Levítico 18:22, que declara: "Não se se deite com um homem como quem se deita com uma mulher; é uma prática detestável". Sob essa perspectiva, a Santa Inquisição justificava a perseguição aos homossexuais, enquadrando suas práticas como pecaminosas e ameaçadoras à ordem divina. As pessoas com deficiência também foram perseguidas por terem seus corpos associados ao pecado, sendo consideradas portadoras de um castigo divino. Suas deformidades físicas ou mentais eram vistas como sinais de pacto com o demônio, o que justificava, na visão da Inquisição, que essas pessoas fossem queimadas na fogueira como meio de purificar a alma (Assumpção Junior e Sprovieri, 2000).

O controle exercido pela Igreja sobre os corpos e a sexualidade, em geral, era alicerçado em um discurso de pecado e salvação da alma, que marginalizava os homossexuais ao associá-los à perversão e à condenação eterna. Nesse contexto, a homossexualidade era interpretada como algo anormal, desviante e, portanto, passível de punição. A doutrina cristã da época aceitava o ato sexual exclusivamente no contexto de relações heterossexuais cisgêneras e apenas com o propósito de procriação. No contexto medieval, a natureza feminina e tudo a ela relacionado eram vistos como perversos e pecaminosos. Prevalecia a crença de que o pecado teria ingressado no mundo por meio da sexualidade feminina. Assim, a mulher era frequentemente retratada como uma figura devoradora, de apetite insaciável, corrupta e envolta em mistério, supostamente dotada do poder de manipular forças malignas, elaborar poções e disseminar venenos (Pissinati, 2017).

De acordo com o pesquisador Pedro Carlos Louzada Fonseca (2009), que analisa as conexões entre literatura, história, sociedade e discurso de gênero, o termo "feminina" origina-se do grego e significa "força que queima", uma referência ao intenso desejo sexual historicamente atribuído às mulheres. Já Dulce dos Santos (1997) elucida a existência de uma tríade de representações, tanto negativas quanto positivas, que moldaram a percepção da mulher e persistiram ao longo de grande parte da Idade Média. Inicialmente, prevalece a imagem negativa do corpo feminino, presente no judaísmo, que retrata a mulher (Eva) como instrumento do diabo. Em contraposição, surge uma visão positiva, representada pela mulher devota e santa, simbolizada pela figura da Virgem Maria. No entanto, a partir do século XII, essa dicotomia entre o bem e o mal já não era suficiente para conter as mulheres dentro dos padrões desejados pela sociedade. Assim, foi introduzida uma terceira representação: a pecadora arrependida, personificada por Maria Madalena.

O temor em relação à mulher e à sua sexualidade contribuiu para a consolidação da dicotomia entre carne e espírito na estrutura social medieval, reforçando a percepção dessa figura como libidinosa e incapaz de controlar o corpo e os desejos. Nesse cenário, o feminino foi associado ao corpo, ao desejo e à devassidão, enquanto o masculino passou a representar a mente, a alma e a razão. Essa perspectiva relegava a mulher a uma posição inferior, descrita como desprovida de comando racional e intelectual. Em contrapartida, as virgens, frequentemente equiparadas à figura de Maria, eram vistas como mais próximas de Deus, uma vez que se acreditava que estivessem livres dos desejos carnais.

O historiador francês George Duby (1989) destaca que, na Idade Média, a virgindade era a qualidade mais valorizada em uma jovem, enquanto, na esposa, a fidelidade era o atributo mais enaltecido. A condição da mulher estava integralmente subordinada ao domínio masculino. Quando solteira, encontrava-se sob o controle do pai, de um irmão mais velho ou do homem responsável mais próximo da família. Após o casamento, passava a estar sob o comando do marido e, quando este falecia, devia obediência ao filho mais velho ou ao chefe da linhagem à qual passava a pertencer pelo matrimônio.

Com base na lei do matrimônio, considerada por parte da sociedade como uma instituição divina, a união concedia ao marido o domínio sobre o corpo da esposa. Essa legislação estabelecia, entre outras normas, que a mulher não poderia recusar-se a manter relações com o marido, sob o argumento de prevenir que ele recorresse à fornicação (Duby, 1992).

Em termos diretos, isso legitimava o estupro e o abuso sob a alegação de estar em conformidade com a lei divina. Georges Duby (1989) destaca que a narrativa predominante era de que as mulheres não deveriam sentir prazer ou excitação durante as relações sexuais, uma vez que estas eram permitidas apenas para fins de procriação. Qualquer indício de satisfação feminina era interpretado como uma manifestação demoníaca. A idealização da boa esposa medieval restringia-se ao papel de procriadora, especialmente de filhos homens que perpetuassem a linhagem do marido. Além disso, cabia a ela demonstrar respeito aos sogros, honrar a mãe de sua nova família, cumprir o papel de boa mãe, permanecer fiel ao marido e administrar o lar com zelo.

Embora seja reconhecido que as disparidades de gênero já existiam antes da ascensão do cristianismo, o discurso promovido pela Igreja desempenhou papel central na amplificação e consolidação dessas desigualdades, bem como na validação do sistema binário de gênero. A sociedade medieval foi estruturada com base em narrativas bíblicas, cuja interpretação predominante era ditada e reforçada pela Igreja Católica. Um exemplo notável é o mito de Adão e Eva, frequentemente reinterpretado para justificar a submissão feminina. Nessa perspectiva, Eva era retratada como uma espécie de punição divina, usada para legitimar a supremacia cismasculina.

A narrativa inicial sugere que o propósito original de Deus seria criar um ser humano assexuado. Contudo, a decisão de criar a mulher surge como resposta à necessidade de companhia para essa primeira criação. Implícita nesse relato está a concepção de que a mulher ocupa papel secundário na Criação, subordinada ao homem, com a finalidade de existir para lhe oferecer companhia. Essa ideia de subordinação é reforçada pelo ato de Adão ao nomeá-la, o que, conforme analisado por Pissinati (2017), carrega uma sutil, mas evidente, conotação de posse.

A fusão entre o discurso religioso e os campos médico e científico desempenhou papel crucial na disseminação da ideia de inferioridade e impureza associada à feminilidade. Essa interseção de narrativas forneceu fundamentos para justificar as atrocidades cometidas durante o período da caça às bruxas, um fenômeno que atingiu seu ápice no Renascimento e perdurou até o século XVII (Campagnoli *et al.*, 2003).

De acordo com a intelectual feminista Rose Marie Muraro (1995), os inquisidores apoiavam-se em interpretações bíblicas e discursos que apresentavam a mulher como dotada de uma "natureza maligna" e intrinsecamente impura. Essas concepções legitimaram a violência do período da caça às bruxas, no qual milhões de pessoas foram executadas. Estima-se que 85% das vítimas eram mulheres, muitas delas pobres ou proprietárias de bens cobiçados, frequentemente alvos fáceis por estarem desprovidas de proteção masculina. Essa perseguição reflete uma combinação de misoginia, interesses econômicos e violência institucionalizada.

Apesar da significativa participação das mulheres na vida social e econômica da Idade Média, especialmente nos períodos de guerra, quando os homens estavam ausentes, prevaleceu a ideia de que elas eram frágeis, indolentes e dependentes de seus "cavaleiros". Segundo Adriana de Fátima Campagnoli *et al.* (2003), essas representações consolidaram a exclusão das mulheres das esferas de poder, como a política e a religião, negando-lhes direitos privados e relegando-as a papéis subalternos.

Segundo os filósofos Losandro Antonio Tedeschi e André Candido da Silva (2001), a Igreja Católica exerceu, ao longo do período medieval, um papel central na definição dos papéis sociais. O clero disseminou a ideia de que a mulher seria a responsável por conduzir o homem ao pecado e à fornicação, reforçando a dicotomia entre homem, associado à razão e à mente, e mulher, ligada ao corpo e ao desejo. Dessa forma, a sociedade permaneceu estruturada na oposição entre carne e espírito. O corpo, personificado pela mulher, e tudo que a ele se relacionava eram vistos como fontes de maldição, devendo, por isso, ser controlados (Pissinati, 2017).

Até o momento, nossa discussão tem se fundamentado em uma perspectiva binária. No entanto, estudos contemporâneos, como os de historiadores trans e queer, questionam essas leituras normativas e expandem as interpretações das hagiografias medievais, revelando uma diversidade de expressões de gênero existentes no período. Embora as categorias modernas de identidade não se apliquem diretamente à época, práticas como a fluidez e a subversão de gênero já se manifestavam de diferentes formas. Essas análises desafiam o discurso hegemônico e enriquecem a compreensão das relações sociais e religiosas da Idade Média.

Perspectivas contra-hegemônicas, como as apresentadas no livro *Trans and genderqueer subjects in medieval hagiography* (2021), organizado por Alicia Spencer-Hall e Blake Gutt, destacam como as leituras tradicionais podem ter obscurecido ou apagado as potencialidades trans nas narrativas medievais. Nesse contexto, estudos trans ressaltam a importância de considerar múltiplas interpretações simultâneas, defendendo a coexistência dessas diversas perspectivas. A ideia de que a "heterossexualidade" era uma norma na Idade Média é criticada por limitar a compreensão das fontes desse período. Em vez de substituir as leituras feministas e queer, esses estudos propõem um modelo aditivo, expandindo as possibilidades interpretativas dessas abordagens e enriquecendo a análise das construções de gênero e sexualidade no passado.

Ainda segundo Spencer-Hall e Gutt (2021), a teoria queer e os estudos feministas foram fundamentais para demonstrar como a hagiografia medieval frequentemente desestabiliza expectativas essencialistas e binárias sobre sexo e gênero. Contudo, historicamente esses campos têm excluído acadêmicos não brancos, perpetuando abordagens eurocêntricas. No caso dos estudos medievais, o feminismo tem sido amplamente identificado com um feminismo branco, negligenciando perspectivas interseccionais que poderiam ampliar e aprofundar a análise das dinâmicas de gênero e poder na Idade Média.

A pesquisa, como apontado por Spencer-Hall e Gutt (2021), enfatiza um historicismo não teleológico e não linear, que investiga como o passado pode inspirar novas formas de existência no presente e no futuro. A concepção de que o passado se manifesta no agora permite que, ao examinar vidas trans em fontes medievais, sejam identificadas formas de resistência e possibilidades políticas ainda relevantes. Essa abordagem desafia a noção convencional de objetividade histórica, frequentemente utilizada por posições hegemônicas como referência incontestável na produção acadêmica, propondo uma leitura que privilegia múltiplas interpretações e descentraliza narrativas dominantes.

A ideia de uma história única e objetiva é amplamente criticada, por sua contribuição ao reforço de estruturas de poder dominantes. Em oposição, as perspectivas que emergem da marginalização oferecem contribuições fundamentais, que vão além do interesse exclusivo das pessoas diretamente afetadas pelas opressões. Essas visões desafiam as narrativas hegemônicas, revelando as sementes de resistência presentes ao longo do tempo e ampliando a compreensão da história como um campo plural, dinâmico e repleto de possibilidades interpretativas (Spencer-Hall e Gutt, 2021).

O livro investiga as representações de gênero e identidades transgêneras no contexto medieval, desafiando as normas binárias predominantes da época, especialmente por meio da análise de santos e outras figuras religiosas. Em um dos capítulos, a figura do eunuco nas hagiografias bizantinas é apresentada como um modelo de virtude que transcende as definições convencionais de masculinidade, propondo uma interpretação mais complexa e fluida, capaz de ultrapassar a dicotomia entre eunuco e não eunuco (Spencer-Hall e Gutt, 2021).

Há também a análise do corpo de Cristo nas representações medievais, que propõe uma leitura inovadora do sagrado como um corpo não binário, integrando simultaneamente elementos de feminilidade, masculinidade e aspectos que superam ambas as categorias. Essa abordagem desafia as normas de gênero estabelecidas, ao mesmo tempo que amplia as possibilidades interpretativas sobre gênero e sacralidade no período medieval (Spencer-Hall e Gutt, 2021).

O livro aprofunda-se em figuras como Santa Eufrosina, que viveu como homem em um mosteiro, e analisa como sua identidade de gênero ambígua foi representada nas artes medievais. Essa análise, juntamente com a exploração de práticas mágico-religiosas na Escandinávia, amplia a compreensão das identidades de gênero subversivas na Idade do Ferro Tardia, sugerindo que o gênero não era visto como uma categoria fixa e binária na cultura medieval. Além disso, a obra revisita os estudos de figuras como Magnus Hirschfeld para proporcionar uma nova leitura dos santos transgênero, utilizando teorias modernas de identidade trans para reinterpretar esses personagens históricos e desafiar as visões cisgêneras tradicionais.

De acordo com Spencer-Hall e Gutt (2021), as transgressões de gênero foram empregadas como ferramentas pedagógicas nas narrativas hagiográficas. No caso de Joseph, um monge cisterciense que transita entre os gêneros, a obra examina como a narrativa medieval lida com a fluidez de gênero, embora sem uma linguagem conceitual objetiva para descrevê-la. Ao explorar esses exemplos, o livro questiona a rigidez das categorias de gênero e oferece uma nova perspectiva sobre a história das identidades trans no período medieval, destacando como essas figuras foram moldadas e representadas dentro das estruturas sociais e religiosas de sua época.

> Onde estavam os tupinambás, os aimarás, os quicongos, os iorubás, os xavantes, os quíchuas, o povo da mina, nas chamadas Idade Antiga e Idade Média? Teremos de fazer como certa vez me ensinou um jongueiro: "meu filho, havemos de cismar com as coisas do mundo". O desafio nos demanda outros movimentos, mirando uma virada linguística/epistemológica que seja implicada na luta por justiça cognitiva e pela pluriversalização do mundo. Devemos credibilizar gramáticas produzidas por outras presenças e enunciadas por outros movimentos para, então, praticarmos o que, inspirado em Exu e nas suas encruzilhadas, eu chamo de cruzo. (Rufino, 2019, p. 14-15)

Idade Moderna e antiatualidade: devir profano como potência de vida

Na resenha "Entre crucifixos, códigos e estetoscópios — A trajetória da sexualidade na época moderna, na França", o psicólogo Leandro Castro Oltramari (2012) analisa o livro *Histoire de la sexualité à l'époque moderne*, de Scarlett Beauvalet, historiadora especializada no campo dos estudos de gênero. Nesse livro, Beauvalet investiga diversas fontes históricas, como escritos médicos, jurídicos, religiosos, obras literárias e documentos judiciais. Sua análise detalhada revela a forte carga normativa e moralizante que influenciava as concepções sobre os corpos e os prazeres durante a época moderna, evidenciando o entrelaçamento entre discursos de poder e sexualidade no período.

No âmbito religioso, o adultério era considerado pecado tanto para homens quanto para mulheres. No entanto, no contexto jurídico, apenas o adultério feminino era tratado como crime, revelando a desigualdade de gênero institucionalizada (Oltramari, 2012). A sexualidade, amplamente difundida como tabu pela Igreja, reforçava a ideia de traição como um ato pecaminoso, mas preservava os privilégios masculinos, juridicamente respaldados pelo patriarcado.

Os discursos sobre o medo do diabo e a bruxaria tornaram-se proeminentes no início da era moderna, alimentando a demonização do feminino. Nesse cenário, diversos manuais foram publicados, entre eles o *Malleus maleficarum* (*Martelo das feiticeiras*), lançado entre 1486 e 1487. Esses textos serviam como guias para identificar, temer e julgar corpos, consolidando a associação entre mulher, pecado e perigo (Oltramari, 2012).

De acordo com a resenha de Oltramari (2012), os manuais sobre bruxaria, como o *Malleus maleficarum*, associavam a prática de bruxaria a uma suposta relação sexual com o diabo, acusando as mulheres de nutrirem uma paixão carnal pelo demônio e de se envolverem em práticas sexuais "contra a natureza". Scarlett Beauvalet, em seu trabalho, destaca outros tratados menos conhecidos que também incentivaram a perseguição às mulheres após a publicação do *Malleus maleficarum*. Esses textos incluíam procedimentos detalhados para investigar supostas bruxas, buscando marcas no corpo ou outros indícios de bruxaria.

Beauvalet situa esses eventos em um contexto político e religioso específico, incluindo a luta contra os huguenotes e o processo de consolidação dos Estados modernos. Com o passar do tempo, as perseguições às mulheres foram diminuindo, e os inquéritos demonológicos desapareceram completamente na França no fim do século XVII (Oltramari, 2012).

Leandro Castro Oltramari (2012) evidencia que, durante o período abordado, as condenações relacionadas à violência sexual contra mulheres eram escassas, apesar de a pena para o crime de estupro ser a morte. Essa baixa taxa de condenações reflete o preconceito estrutural da época, em que os juízes muitas vezes consideravam as vítimas como cúmplices dos atos de violência sexual que sofriam. Essa percepção estava enraizada na ideia de que as mulheres, por sua natureza, eram predispostas a tais situações. Nesse contexto, as esferas jurídica, religiosa e médica passaram a ter uma influência crescente, atuando de forma conjunta na construção e disseminação de discursos sobre a sexualidade, regulando tanto a sexualidade recreativa quanto a reprodutiva.

O historiador Peter Johann Mainka (2002) analisa o fenômeno da caça às bruxas nos tempos modernos, destacando-o como um instrumento de reforço da discriminação de gênero, já que a maioria das vítimas eram mulheres. Com frequência, essas perseguições estavam associadas ao disciplinamento social, atingindo práticas tradicionais em áreas como a medicina homeopática e, principalmente, a obstetrícia, na qual as parteiras eram figuras centrais. As parteiras, em particular, tornaram-se alvos recorrentes devido ao seu conhecimento empírico sobre o corpo feminino e os cuidados com a saúde reprodutiva, desafiando o controle institucional da Igreja e das autoridades masculinas sobre esses campos.

Na Modernidade, as parteiras perderam sua posição central no acompanhamento de pessoas grávidas e nos partos, devido à ascensão da medicina e de suas práticas excludentes. Com o fortalecimento da influência médica, surgiu um corpo de conhecimento restrito às universidades, predominantemente acessíveis aos homens. Isso levou ao desenvolvimento de ferramentas técnicas voltadas para intervenções cirúrgicas no campo obstétrico, enquanto o conhecimento médico se tornava cada vez mais inacessível para aqueles que não dominavam a linguagem técnica e os códigos profissionais do setor (Mainka, 2002).

A história do parto e das parteiras evidencia um processo de desqualificação e marginalização dessas profissionais, enquanto a medicina institucionalizada ganhava espaço por meio de lutas e estratégias de dominação direcionadas às mulheres comuns e a seus saberes. A historiadora Ana Paula Vosne Martins (2020) destaca duas obras pioneiras sobre o tema. A primeira é *Midwives and medical men* (1977), de Jean Donnison, que explora a relação entre parteiras e médicos na Inglaterra desde o século XVII. A segunda é *Women and men midwives* (1978), de Jane B. Donegan, que analisa a história das mulheres, dos médicos e da obstetrícia nos Estados Unidos, abrangendo o período da época colonial até o século XIX.

Conforme Martins (2020), livros como esses, bem como outras obras publicadas na década de 1980, reforçam as duas principais teses enunciadas pelas escritoras e pesquisadoras Barbara Ehrenreich e Deirdre English. A primeira é que o parto foi, por muito tempo, uma experiência exclusivamente compartilhada entre mulheres, até que, na Modernidade, essas práticas passaram a ser perseguidas pela religião ou desqualificadas pelo saber médico, que classificava as mulheres como ignorantes. A segunda tese sustenta que a história do parto é marcada por uma rivalidade entre o saber feminino ancestral e o conhecimento médico, que invadiu e se apropriou desse campo.

Os tempos modernos emergiram com o propósito de superar a "Idade das Trevas", como foi chamada a era medieval; contudo, de forma contraditória, mantiveram práticas como as Inquisições, que só foram banidas no século XVIII (Mainka, 2002).

Para a jornalista transfeminista Itziar Ziga (2011), as bruxas desse período eram as hereges da norma cis-heteropatriarcal. Segundo a autora, a caça às bruxas foi a base de estabelecimento da sociedade moderna, um projeto de extermínio que buscava eliminar qualquer manifestação divergente ou contrária à norma em ascensão naquele momento. As bruxas eram vistas como uma ameaça direta à ordem vigente. Nesse contexto, é fundamental ter cautela para não minimizar a violência imposta por essa estrutura nem reduzir as bruxas a mulheres do cotidiano. Sob o pretexto de um paternalismo opressor, essas mulheres foram perseguidas e punidas simplesmente por se posicionarem fora dos padrões do cis-heteropatriarcado.

A caça às bruxas representou, sem dúvida, o extermínio de antagonistas e desertoras da norma cis-heteropatriarcal. Essas mulheres adotavam práticas sexuais contrárias à heterossexualidade compulsória e viviam de forma autônoma, desafiando as estruturas das normas vigentes. Organizavam-se em redes que combinavam a criação de zonas autônomas e o nomadismo, resistindo à herança patriarcal e estatal sobre a terra e as riquezas. Com saberes situados e ordens simbólicas próprias, opunham-se à centralização do conhecimento e à teologia dogmática (Ziga, 2011).

Viviam para si mesmas, muitas vezes fora das dinâmicas do trabalho subordinado, e rejeitavam as relações hierárquicas impostas pelo feudalismo e pelo matrimônio. A perseguição às bruxas foi um esforço totalizante — militar, ideológico, cultural, de gênero, sexual, territorial e econômico — com o objetivo de consolidar a modernidade. Esse processo marcou o avanço do regime cis-heteropatriarcal em sua fase imperialista, estatal e totalitária, eliminando qualquer forma de organização social ou simbólica que desafiasse a dominação masculina e o controle centralizado (Ziga, 2011).

A caça às bruxas, de fato, não ocorreu nas colônias portuguesas, espanholas e francesas da mesma forma que na Europa, como aponta Mainka (2002). Nos contextos coloniais, foram outros tipos de massacres e violência que marcaram a chegada dos colonizadores. No Brasil, os portugueses impuseram uma brutalidade que se refletiu na destruição das etnias indígenas e no sequestro e opressão dos povos africanos, como descreve a psicodramatista Denise Nonoya (2020) no capítulo "Extinção da cultura indígena e o abandono social do negro", do livro *Psicodrama e relações étnico-raciais*, organizado por Maria Célia Malaquias. Denise discute a miscigenação como um produto direto dos estupros cometidos pelos homens cis brancos europeus.

Segundo as/os pesquisadoras/es de imunologia e bioquímica Sérgio Pena, Denise Silva, Juliana Silva e Vânia Prado (2000), no Brasil colonial, a proporção entre homens e mulheres era de cinco para um, e a maioria das mulheres eram indígenas ou negras. Estudos genéticos sobre a miscigenação em brasileiras/es/os autodeclaradas/es/os brancas/es/os indicam que a maior parte das linhagens paternas dessa população é de origem europeia, enquanto 60% das linhagens maternas têm raízes ameríndias ou africanas.

De acordo com o cientista social Roberto Gambini (1999), o Brasil colonial foi marcado por violências extremas, como a legalidade da venda de crianças negras ainda no útero, tratadas como mercadorias. Nesse contexto de brutalidade, às mulheres negras que eram mães atribuía-se exclusivamente a função de amas de leite, cuidando de crianças brancas. Nonoya (2020) compreende essa dinâmica como um profundo drama familiar, caracterizado pelo silenciamento e pela negação do valor das mães negras, fato agravado pela ausência de uma figura paterna.

As sequelas do processo histórico de colonização e escravização, conforme aponta a psicodramatista e professora Maria Célia Malaquias (2020), culminam em uma identidade negra fragmentada, moldada por uma narrativa que desumaniza e nega a existência das pessoas negras. Frente a essa tentativa de aniquilamento, torna-se importante resistir à ideologia colonial e ao processo de embranquecimento cultural por meio do resgate da herança sociocultural africana. Esse movimento, que carrega um profundo potencial emancipador ao confrontar a supremacia ideológica branca, é denominado negritude, termo que, segundo o professor e antropólogo Kabengele Munanga (1986), representa o processo de tornar-se negro, uma vez que a nossa sociedade condiciona o reconhecimento das pessoas não brancas a expectativas não apenas brancas, mas também cisnormativas (Vomero, 2022).

De acordo com a historiadora Suelen Siqueira Julio (2015), durante o colonialismo, ser mulher negra ou indígena significava enfrentar condições de extrema vulnerabilização social. Na perspectiva do colonizador, as mulheres indígenas eram racialmente categorizadas como desprovidas de honra:

> Como se vê, foram múltiplos os papéis da mulher indígena. Abusadas sexualmente, exploradas como escravas, dotadas do nobre papel de mães de famílias de filhos considerados legítimos e ilegítimos. Trabalhavam na roça e com os cuidados da casa e da família, donde provavelmente herdamos nossos mais fortes hábitos de higiene. Foram, também, junto com seu povo, vítimas do extermínio quando este foi conveniente. Geraram, em seus ventres, os primeiros mestiços brasileiros. (Lacerda, 2010, p. 44)

Com a invasão do homem cis branco europeu, seus costumes, fundamentados na misoginia e na religião, foram impostos como o novo padrão cultural, negando a diversidade e instaurando um processo de dominação. As mulheres indígenas que viviam de forma independente ou exerciam papéis de chefia familiar eram vistas como suscetíveis à imoralidade e à corrupção, unicamente por estarem fora da estrutura cis-heterocolonial (Julio, 2015).

Com base na pesquisa de Susan Migden Socolow (2007) sobre a história das mulheres na colonização da América Latina, constata-se que o estilo de vida das mulheres cis brancas europeias, restringidas ao lar para preservar sua honra, contrasta significativamente com o das mulheres africanas, indígenas e mestiças, que enfrentavam realidades subalternizadas pelos marcadores de etnia, cor da pele e condições econômicas precárias. Essas mulheres, excluídas do estereótipo colonial que associava o feminino à fragilidade, à submissão e à reclusão doméstica, desempenhavam múltiplas funções tanto no espaço privado quanto no público, atuando como vendedoras, costureiras, parteiras, amas de leite e prostitutas.

A inserção dessas mulheres nos costumes colonialistas as sujeitou a contextos de violência sexual, simbólica e física. Paralelamente, homens negros e indígenas também enfrentavam exclusão e vulnerabilização social. Contudo, as questões de gênero intensificavam a fragilidade social das mulheres indígenas e negras dentro da estrutura colonial branca (Julio, 2015).

De acordo com a historiadora Ana Paula Vosne Martins (2004), os anatomistas e fisiologistas do século XVIII perpetuaram os padrões misóginos de seus antecessores, sem apresentar inovações nas explicações, apenas nos métodos de investigação. O final desse século ficou conhecido como a era das "doenças uterinas". Embora as doenças uterinas já fossem mencionadas em escritos desde o século II, o que se transformou foi o discurso: o útero passou a ser associado à imagem de uma mulher que oscila entre a patologia e a fisiologia, entre o desvio e a norma, sendo visto como fonte inesgotável de doenças. No pensamento cronobiológico da época sobre a especificidade feminina, desde a puberdade até a velhice, o ciclo vital da mulher era marcado por uma compreensão depreciativa. Segundo o filósofo iluminista francês Denis Diderot (1991), as mulheres enfrentavam "males mensais" — a menstruação — acompanhados de dores, debilidade física e, com a chegada da menopausa, perda da beleza e da capacidade de conceber.

Algumas recomendações médicas do século XVIII incluíam tratamentos específicos para regular os humores, como o uso de purgantes, dietas restritivas, banhos e sangrias e a proibição de atividades consideradas estimulantes. Entre essas proibições estavam a leitura de romances, reuniões íntimas com amigas e conversas sobre paixões que pudessem instigar a imaginação. Também era recomendado evitar bebidas alcoólicas e alimentos condimentados, por serem considerados capazes de excitar o sangue. Os médicos iluministas reforçavam cada vez mais a relação entre fisiologia e patologia no corpo feminino, utilizando a menstruação como exemplo emblemático desse entendimento. Apenas no século XIX a menstruação foi associada ao processo de ovulação, mas esse elo acabou por reforçar a concepção de uma fisiologia feminina intrinsecamente ligada à ideia de doença (Martins, 2004).

No decorrer do século XIX, o crescente interesse pelo corpo da mulher cis levou à consolidação da ginecologia como uma área específica da medicina voltada exclusivamente para esse gênero. Os especialistas dessa época não apenas buscavam explicações científicas, mas também defendiam a regulamentação da "natureza feminina" para evitar supostos desvios. Essa perspectiva estava embasada na crença de que o corpo feminino era mais frágil e vulnerável a influências emocionais internas e externas. Os estudos médicos do período resultaram na centralidade do útero nos discursos médicos, transformando-o em um verdadeiro fetiche. A mulher deixou de ser vista como um ser "imperfeito", como sugeriam as teorias antigas, e o útero passou a ser desvinculado de comparações com os testículos masculinos. Os médicos iluministas estabeleceram a ideia de que a única função do útero era gerar e parir, reforçando a visão social predominante da mulher como destinada exclusivamente à maternidade. Essa concepção estava alinhada com os ideais de Rousseau, que defendia que a mulher existia, principalmente, para ser mãe (Martins, 2004).

Médicos contemporâneos de Rousseau difundiam a ideia de que o útero era a fonte da feminilidade e, ao mesmo tempo, um tirano que governava as entranhas e todas as economias e emoções do corpo feminino. Assim, contribuíam para consolidar uma visão do corpo da mulher como intrinsecamente ligado à sua biologia reprodutiva, sujeitando-a a uma lógica médica e social de controle. Nas palavras de Diderot (1991), "a mulher traz dentro de si um órgão suscetível de terríveis espasmos, que dispõe dela e que suscita em sua imaginação fantasmas de todo tipo. [...] é do órgão próprio de seu sexo que partem todas as suas ideias extraordinárias" (*apud* Martins, 2004).

Muitos artistas do século XIX, conforme destaca a historiadora Ana Paula Vosne Martins (2004), foram profundamente influenciados pelas concepções sociais acerca do papel da mulher (cis) e por interpretações de sua anatomia fisiológica. Um exemplo marcante é o livro *O amor* (1858), de Jules Michelet, que afirmava que, mesmo em plena saúde, a mulher ficava debilitada por cerca de sete dias a cada mês. Segundo o autor, essa condição a tornava frequentemente vulnerável, necessitando de cuidados constantes. Nesse contexto, caberia ao homem compreender a origem dessa fragilidade física e assumir a posição de protetor, colocando a mulher no "altar do lar", enquanto cuidava dela e demonstrava seu amor. Essa compreensão reforçava a imagem dessexualizada da mãe, consolidando um ideal de feminilidade cis branca baseado na fragilidade, na submissão e na dedicação ao espaço doméstico.

No século XIX, a sexualidade tornou-se um campo de intensa vigilância médica e social. Nesse período, médicos alertavam pais e professores sobre os perigos atribuídos à masturbação, especialmente no caso de adolescentes mulheres. Entre as décadas de 1860 e 1870, a temática ganhou destaque em livros de medicina, reforçando discursos moralizantes. A prática era considerada imoral e prejudicial, justificando medidas extremas de contenção física, uso de dispositivos para proteger a região genital e, em casos mais drásticos, intervenções químicas ou cirúrgicas. Conforme analisa Martins (2004), essa vigilância ultrapassava o ambiente educativo e familiar, estendendo-se ao âmbito conjugal. As recomendações médicas incluíam a supervisão do marido sobre a esposa, reafirmando uma relação de controle e submissão.

O filósofo alemão Arthur Schopenhauer propagava ideias profundamente misóginas ao argumentar sobre uma suposta inferioridade intelectual das mulheres. Para ele, essa limitação estaria refletida na aparência física feminina, que, segundo sua perspectiva, não demonstrava inteligência. Schopenhauer atribuía às mulheres o papel exclusivo de cuidar das crianças e se dedicar à reprodução, considerando-as inadequadas para empreender esforços ou buscar prazeres. Na visão do filósofo, a natureza feminina seria inerentemente submissa, destinada a obedecer aos homens e viver de maneira silenciosa, doce e insignificante (Martins, 2004).

Ao longo do século XIX, conforme aponta Martins (2004), houve um aumento significativo nas investigações anatomofisiológicas conduzidas por ginecologistas, obstetras e outros médicos. Com frequência, essas pesquisas eram acompanhadas de interpretações ideológicas que reforçavam os valores culturais conservadores da época. A narrativa dominante sustentava que o corpo feminino era marcado por um sistema instável, cuja delicada harmonia poderia ser facilmente perturbada por qualquer excitação de ordem sexual. Essa suposta instabilidade era apresentada como causa de uma ampla gama de problemas psíquicos, que variavam desde dores de cabeça e estados de intensa tristeza até manifestações histéricas e delírios. Em casos mais extremos, comportamentos como o infanticídio ou o suicídio eram atribuídos a esse desequilíbrio fisiológico e emocional, reforçando estereótipos que patologizavam a mulher e vinculavam sua saúde mental a aspectos de sua sexualidade e anatomia.

Enquanto os médicos renascentistas e iluministas atribuíam à natureza feminina um caráter enigmático, os médicos do século XIX passaram a associar a suposta essência da mulher aos seus órgãos sexuais. De acordo com Martins (2004), a mulher considerada "normal" nesse período era aquela cuja sexualidade era silenciada ou negada, sendo definida exclusivamente pela sua capacidade reprodutiva. Nesse sentido, a anestesia simbólica da sexualidade feminina consolidava o papel da mulher como mero instrumento de procriação.

Com a expansão da ginecologia na segunda metade do século XIX, essa área começou a integrar a prática da cirurgia clínica. Procedimentos como histerectomias, ovariotomias e clitoridectomias eram empregados para tratar condições consideradas patológicas na época, como masturbação, doenças mentais e ninfomania (Martins, 2004). Em contraste, segundo a investigadora social e parteira tradicional Pabla Pérez San Martín (2018), os registros mais antigos sobre ginecologia datam do Antigo Egito, por volta de 1800 a.C., onde foram encontrados textos que incluíam 34 seções dedicadas à saúde sexual, conhecidas como "queixas ginecológicas". Nesses textos, os tratamentos baseavam-se no uso de extratos de insetos e ervas, sem qualquer referência a intervenções cirúrgicas.

Devido às restrições históricas impostas às mulheres cis e às pessoas gênero-dissidentes no acesso à educação e à pesquisa científica, a ginecologia, desde o início, foi amplamente dominada por homens cis. Segundo Martín (2018), ao longo da história dessa especialidade, muitos desses profissionais deixaram suas marcas ao atribuírem seu sobrenome a supostos "grandes" avanços médicos. Isso incluiu a nomeação de ferramentas, cadeiras de parto, intervenções cirúrgicas e até mesmo órgãos sexuais que foram patenteados com seu nome, reforçando a apropriação dos homens cis sobre os corpos-territórios.

Segundo Martín (2018), James Marion Sims é considerado o pioneiro da ginecologia moderna, tendo estabelecido as bases da prática ginecológica contemporânea em mulheres e pacientes do sistema médico. Sims conduziu seus estudos por meio de experimentos realizados em um hospital improvisado nos fundos de sua residência, no Alabama, utilizando mulheres afro-americanas como sujeitos de suas pesquisas. Os resultados obtidos nesses experimentos permitiram a ele fundar uma clínica para mulheres em Nova York, consolidando sua reputação na área médica.

Para concretizar suas pesquisas, James Marion Sims realizava experimentos em mulheres socialmente vulnerabilizadas, incluindo aquelas em situação de pobreza, camponesas e imigrantes. Durante o período em que residiu no Alabama, escravizava mulheres negras para realizar intervenções cirúrgicas repetidas, frequentemente sem o uso de anestesia. Ao longo de seus anos de experimentação, Sims desenvolveu uma série de instrumentos e ferramentas médicas, destacando-se entre eles o "espéculo de Sims", que se tornou um marco na prática ginecológica (Martín, 2018). Com a onda moderna de expansão, dominação e invasão de territórios, a ginecologia, fundada por homens brancos cisgênero, não ficou isenta de reproduzir encargos coloniais. Essa especialidade médica tem em sua origem uma ciência e prática profundamente marcada por racismo, misoginia e LGBTfobia.

Diante dessas experiências, nota-se que, na visão da medicina cis-heterocolonial, a mulher era entendida como um território a ser conquistado, conforme Jean-Pierre Peter (1981), citado por Martins (2004). Devido ao conhecimento limitado sobre os corpos, prevalecia a ideia de que disfunções ovarianas, uterinas ou relacionadas à menstruação tinham causas morais, com destaque para uma etiologia sexual.

Para o tratamento de questões tanto fisiológicas quanto morais, prescreviam-se intervenções como dietas alimentares rigorosas, uso de purgantes, sangrias, escalda-pés, aplicação de sanguessugas nos órgãos genitais e ventosas nos seios, além da proibição de consumir bebidas alcoólicas, café e até de ler romances. Entre esses procedimentos, destacava-se a ovariotomia, utilizada tanto para tratar disfunções fisiológicas quanto para "curar" patologias atribuídas a causas sexuais. Essa prática confrontava diretamente a visão social e orgânica da mulher da época, que vinculava sua feminilidade ao útero e aos ovários. A remoção dos ovários significava a perda da capacidade reprodutiva, um atributo considerado supostamente essencial à feminilidade, transformando-a em um ser socialmente assexuado (Martins, 2004).

Eis que emerge uma contradição: no discurso binário do médico colonial, torna-se impossível dissociar os órgãos sexuais da identidade de gênero sem cair em incoerências. A tentativa médica de "domesticar" mulheres cisgênero por meio da remoção de seus ovários contradiz diretamente o papel social e biológico atribuído a elas pela cis-heteronormatividade. A identidade de uma mulher não se define pela presença de seus órgãos reprodutivos, assim como o feminino não se restringe a esses aspectos. Além disso, o discurso hegemônico colapsa diante de sua própria arbitrariedade: o que existe para além de homem e mulher? Uma mulher sem ovários deixa de ser mulher? Reconhecer que homens e identidades outras também podem menstruar ou vivenciar a gravidez desafia essas noções limitadoras de uma ficção insuficiente para narrar a realidade.

Na transição para o século XIX, consolida-se um discurso profundamente marcado por sexismo, binarismo e racismo, sustentado pela ideia de hierarquização entre culturas, raças e gêneros. Ao longo do século XX, a ginecologia avança, reafirmando e ampliando sua autoridade como "ciência da mulher", transformando o corpo feminino em objeto de mensuração, análise e submissão a intervenções médicas cada vez mais invasivas (Martins, 2004).

É importante incorporar perspectivas étnico-raciais na análise das práticas médicas, que, historicamente e até os dias atuais, têm sido aplicadas de forma desigual entre mulheres brancas e não brancas. Segundo a filósofa Vilma Piedade (2019), a escravização violentou direitos fundamentais — como a língua, a cultura e a religião — e criou a falsa ideia de que pessoas pretas seriam mais resistentes à dor. Essas práticas estão profundamente enraizadas em um imaginário colonizado e racista, que perpetua a crença de que mulheres negras suportariam mais sofrimento físico. Tal crença tem servido, ainda hoje, como justificativa para a negação de anestesia e outros cuidados adequados durante procedimentos médicos.

De acordo com a médica Jurema Werneck (1993), em 1990, o Centro de Estudos e Ações sobre População Marginalizada (Ceap) lançou, no Rio de Janeiro, uma campanha nacional contra a esterilização em massa, com o apoio do Movimento de Mulheres Negras e do Movimento Negro. Essa mobilização culminou na criação de um fórum nacional de combate às esterilizações forçadas. A campanha denunciava o controle de natalidade imposto à população brasileira como parte de um projeto genocida contra a população negra.

A denúncia trazida por Jurema revela a medicalização da pobreza e dos corpos negros, expressa na prática sistemática de esterilizações — um projeto eugenista disfarçado de planejamento familiar. Essa prática, sustentada por um imaginário racista e higienista, nega às mulheres negras o direito à escolha reprodutiva e à integridade corporal. Como destaca a própria Jurema, a esterilização tem sido, muitas vezes, a única alternativa oferecida a mulheres negras em situação de vulnerabilidade, como se sua fertilidade fosse um problema a ser eliminado. Em vez de garantir acesso a políticas públicas de cuidado, creches, saúde e educação, o Estado oferece a mutilação.

Essa luta resultou na criação de uma Comissão Parlamentar de Inquérito (CPI) que buscava contribuir para a construção de uma nova ética, reforçando a cidadania das mulheres negras e de toda a população brasileira, além de propor ações concretas e urgentes para conter o genocídio do povo negro. Mesmo aquelas mulheres que procuravam voluntariamente o serviço eram submetidas a uma violência médica silenciosa e institucionalizada. Embora médicos frequentemente alegassem que a ligadura de trompas não trazia prejuízos à saúde, Jurema Werneck relata que, na prática cotidiana, muitas mulheres esterilizadas se queixavam de alterações no ciclo menstrual, distúrbios no sistema nervoso e até câncer de mama após o procedimento.

A introdução da pílula anticoncepcional ocorreu apenas no século XX. Conforme aponta Francine Even de Sousa Cavalieri (2017), pesquisadora e especialista em Obstetrícia, esse método contraceptivo chegou ao Brasil na década de 1960. Sua implementação envolveu uma complexa rede de atores, instituições e materialidades, em um cenário marcado por relações de poder. Nesse contexto, destacavam-se interesses econômicos, esforços de controle sobre os corpos e as persistentes desigualdades de gênero, que moldaram tanto a adoção quanto os discursos em torno da contracepção.

Antes da criação da pílula como método contraceptivo, a preocupação com a taxa de natalidade já permeava as políticas públicas desde o século XVIII. Nesse contexto, emergiu a "teoria malthusiana", elaborada pelo pastor anglicano Thomas Malthus. Segundo o pesquisador Weber Lopes Goés (2015), Malthus desenvolveu a chamada "teoria das desigualdades" em sua obra *Ensaio sobre a população*, publicada em 1798. Nela, ele defendia que a pobreza surgia porque o número de pessoas crescia mais rapidamente do que a produção de alimentos. Malthus atribuía a responsabilidade da miséria às próprias camadas pobres e sugeria o controle da natalidade como forma de restringir a reprodução dos "menos capazes". Para ele, o Estado deveria adotar políticas de regulação populacional voltadas aos mais pobres, vistos como culpados por sua própria situação social.

A ausência de autonomia da mulher sobre seu corpo pode ser analisada a partir da dinâmica de poder envolvida na anticoncepção, em que a escolha e a responsabilidade recaíam principalmente sobre o médico. Nesse contexto, a mulher era relegada a um papel passivo, enquanto o protagonismo médico determinava o método contraceptivo a ser utilizado. A medicina cis-heterocolonial negligenciava a singularidade de cada mulher, desconsiderava seu direito à autodeterminação e frequentemente omitia informações sobre os possíveis efeitos colaterais dos métodos oferecidos. Em lugar de priorizar a saúde e o bem-estar feminino, a prática era orientada pelos interesses de laboratórios farmacêuticos e pela propaganda promovida por seus representantes. Tal cenário estava profundamente influenciado pelo contexto de globalização da época, marcado por disputas de mercado e interesses econômicos hegemônicos (Cavalieri, 2017).

Com base nas análises de Cavalieri (2017), a pílula anticoncepcional tem sido amplamente promovida como método contraceptivo desde a década de 1960, reforçando a medicalização do corpo da mulher cisgênero e seu tratamento como objeto de saber e poder pela medicina. Segundo a autora, desde o início de sua produção, a pílula foi alvo de inúmeros testes envolvendo diferentes combinações hormonais, processo que não apenas consolidou sua utilização, mas também perpetuou uma lógica de controle sobre os corpos femininos, destacando a persistência dessa prática na história.

O primeiro contraceptivo oral aprovado nos Estados Unidos, em 1960, foi comercializado sob o nome Enovid. Sua entrada no mercado foi acompanhada de uma campanha publicitária da empresa farmacêutica, que utilizou a figura mitológica de Andrômeda libertando-se das correntes nos pulsos. Essa representação sugeria uma simbólica emancipação feminina, marcada pela ideia de que as mulheres poderiam assumir o controle sobre sua própria fisiologia. Esse lançamento ocorreu em um contexto de transformações sociais significativas para as mulheres, que passavam a ser mais numerosas no mercado de trabalho e na educação. Paralelamente, o crescimento das indústrias farmacêuticas e os debates demográficos sobre desafios econômicos contribuíram para o debate público, defendendo a necessidade de alterações nos padrões reprodutivos. Conforme analisa Cavalieri (2017), esses fatores foram determinantes no processo de desenvolvimento e popularização desse medicamento, que se tornou um marco na história dos direitos reprodutivos.

A representação mitológica de Andrômeda quebrando correntes, vinculada à ideia de "liberdade feminina" promovida pela indústria farmacêutica, suscita reflexões críticas. Por que a liberdade das mulheres cisgênero é simbolizada pela supressão ou pelo controle de funções naturais do corpo, como o ciclo menstrual? Ao associar o funcionamento do útero e dos ovários a correntes que precisam ser quebradas, reforça-se implicitamente a ideia de que esses processos biológicos são aprisionadores, inconvenientes ou mesmo indesejáveis.

Essa narrativa propõe que, sem contraceptivos ou métodos para "gerenciar" a menstruação, pessoas com útero enfrentam limitações em sua liberdade: não poderiam trabalhar, nadar, ter relações sexuais ou evitariam situações de lazer por medo de manchar roupas ou lençóis. Assim, a menstruação é carregada de significados negativos, como vergonha, impureza ou inadequação, moldando comportamentos para se conformarem às normas hegemônicas. Declarações como "não é apropriado ter relações sexuais durante a menstruação" ou "a menstruação é repugnante" não apenas restringem o prazer e a autonomia, mas também desumanizam um processo natural, reforçando o controle social e cultural sobre corpos menstruantes.

Essa construção revela como o discurso médico, o publicitário e o cultural moldam percepções sobre o corpo, promovendo intervenções em nome de uma liberdade que, na verdade, pode servir aos interesses de uma sociedade que lucra com a patologização. Isso destaca a necessidade de uma compreensão crítica e ecológica sobre as narrativas que cercam o corpo e seus processos, permitindo interpretações que incorporem o corpo em sua singularidade e diversidade.

Essa reflexão remete a uma pesquisa rápida que realizei em 26/10/2023, utilizando uma caixa de respostas no Instagram, com a seguinte pergunta: "Quais mitos você já ouviu sobre menstruação?" As respostas obtidas revelaram uma série de limitações impostas às pessoas com útero, refletindo elementos de uma conserva colonial (Vomero 2022, 2024) presente no imaginário social. As crenças associadas aos corpos que menstruam transitam entre o fisiológico e o patológico, o normal e o anormal, o desvio e a norma, a culpa e a inocência, e entre o proibido e o permitido.

A seguir, algumas das frases coletadas: "não pode cozinhar ou fazer bolo, senão o bolo não cresce", "não pode fazer maionese, que desanda", "não pode nadar", "não pode fazer exercício físico", "não pode lavar o cabelo, inclusive pode morrer se lavar", "não pode comer algumas comidas, como camarão", "não pode abaixar a cabeça, senão o sangue vai para a cabeça", "na Índia, não pode entrar na cozinha ou em templos, pois está impura", "uma colega chinesa não tomava banho quando estava menstruada e me perguntou se eu ficava doente quando tomava", "não pode fazer sexo, isso é uma máxima no judaísmo", "não pode pegar chuva", "não pode pegar sereno", "não pode cortar o cabelo", "não pode entrar no mar", "é maligno", "mancha as coisas", "é nojento", "não pode comer ovo, porque deixa o odor do sangue forte", "é dolorido", "é fedido".

Sem desconsiderar a decisão da própria pessoa sobre o uso ou não do contraceptivo, mas valorizando uma escolha consciente, baseada nos prós e contras, é importante adentrar o terreno das reflexões e contradições para superar as conservas coloniais. Podemos questionar como a propaganda pode encobrir as reais intenções por trás da venda da pílula anticoncepcional: a ascensão do poder econômico por meio da manutenção do controle sobre os corpos das mulheres cisgênero, uma herança misógina da medicina aristotélica, associada aos discursos cristãos medievais.

Seria ingênuo acreditar que as instituições disciplinares, como a indústria farmacêutica e médica, estavam genuinamente preocupadas com o bem-estar da saúde ginecológica e reprodutiva das mulheres cisgênero. Segundo a *BBC News Brasil* (O papel..., 2018), há um aspecto pouco divulgado sobre o desenvolvimento do primeiro anticoncepcional relacionado à América Latina. Em 1955, os pesquisadores ligados à Universidade Harvard, John Rock e Gregory Pincus, enfrentaram desafios para encontrar voluntárias em Boston para seus testes clínicos. Além disso, muitas mulheres desistiram desses testes devido aos efeitos colaterais graves do medicamento sendo desenvolvido. Para acelerar o lançamento do produto, optaram por práticas éticas questionáveis, realizando testes da pílula em mulheres com transtornos mentais, que eram pacientes de um hospital associado à Harvard.

No entanto, o número de participantes nos testes não foi suficiente para atender aos requisitos da Food and Drug Administration (FDA), agência federal responsável pela supervisão de alimentos e medicamentos nos Estados Unidos. Diante disso, os pesquisadores decidiram expandir a busca por participantes e se deslocaram para Porto Rico, onde se estabeleceram em Rio Piedras, um bairro economicamente desfavorecido em San Juan. Lá, continuaram os testes, recrutando cerca de 1.500 mulheres da região. Essas mulheres foram atraídas pela promessa de que a pílula impediria a gravidez, algo especialmente significativo em uma época em que muitas buscavam esterilização ou recorriam ao aborto. É importante destacar que essas mulheres, vulnerabilizadas socialmente, não foram informadas sobre os riscos e os efeitos colaterais do medicamento (O papel..., 2018).

De acordo com a mesma reportagem, os resultados dos testes clínicos foram considerados positivos. Nos registros documentados, os pesquisadores Rock e Pincus observaram que 22% das mulheres desistiram dos testes devido aos efeitos colaterais dos medicamentos, que tinham doses hormonais três vezes mais elevadas do que os atuais. Em entrevistas, os pesquisadores minimizaram os efeitos negativos identificados na pesquisa científica. Por exemplo, Pincus foi citado pelo *New York Times* afirmando que "os efeitos colaterais eram majoritariamente psicogênicos. A maioria deles ocorre porque as mulheres esperam que eles apareçam" (O papel..., 2018).

A discussão sobre a saúde reprodutiva e ginecológica das pessoas com útero na década de 1980 foi intensamente marcada pela implementação de leis que criminalizaram a interrupção voluntária da gravidez, tornando o aborto clandestino um tema central e controverso nos debates sobre a saúde feminina contemporânea. Esse contexto gerou uma multiplicidade de perspectivas morais e conflitos legais, mantendo o tema como uma questão altamente polêmica, o que reflete disputas entre direitos reprodutivos, controle sobre os corpos e moralidade pública.

De acordo com as/os pesquisadoras/es em saúde pública Vanessa Cruz Santos, Karla Ferraz dos Anjos, Raquel Souza e Benedito Gonçalves Eugênio (2013), o aborto ilegal é uma das principais causas de morbimortalidade materna, o que o vincula diretamente à defesa dos direitos humanos. Por outro lado, há uma moralidade que justifica a proibição do aborto com base na sacralidade da vida, argumentando que a existência começa no momento da concepção e considerando o aborto um ato de assassinato. Essa perspectiva moral, enraizada em crenças religiosas, continua a influenciar a sociedade, refletindo-se em leis que criminalizam o aborto e negligenciam a responsabilidade com a saúde das mulheres — e pessoas que menstruam — que recorrem a procedimentos inseguros.

Segundo as/os psicólogas/os e médicas/os Glaucia Rosana Guerra Benute, Roseli Mieko Yamamoto Nomura, Pedro Paulo Pereira, Mara Cristina Souza de Lucia e Marcelo Zugaib (2009), as razões que levam uma mulher a buscar a interrupção da gravidez abrangem aspectos individuais e pessoais. Essas decisões geralmente são fundamentadas em questões sociais, econômicas e emocionais, e podem estar relacionadas a situações de violência doméstica ou sexual. Independentemente dos motivos, para além dos riscos físicos, a saúde mental da mulher também pode ser afetada, resultando em sintomas como depressão, ansiedade, culpa e raiva.

As/os pesquisadoras/es constataram, em seu estudo, que tanto o aborto provocado quanto o espontâneo estão associados à ansiedade e à depressão. Compreende-se, também, na experiência subjetiva das mulheres, um processo de luto pela perda da criança, independentemente de esta ter sido desejada ou não. O não cumprimento dos padrões de comportamento socialmente esperados, uma vez que a maternidade ainda é percebida como algo inerente à mulher, gera uma carga emocional significativa. Esse desvio, aliado a comportamentos que contrariam as normas sociais e morais, intensifica o sentimento de culpa (Benute *et al.*, 2009).

No Brasil, estima-se que anualmente ocorram mais de um milhão de abortos provocados, representando um grave problema de saúde pública, já que esta é uma das principais causas de morte materna no país. Mesmo diante da proibição legal do aborto, sua prática persiste, o que implica a continuidade de procedimentos realizados em condições precárias e o aumento da mortalidade entre as mulheres que, ameaçadas por denúncias e punições legais, recorrem a esses métodos. Ignorar esse aspecto social apenas contribui para a perpetuação dos abortos clandestinos e de seus riscos à vida das pessoas com útero (Benute *et al.*, 2009).

A discussão sobre a legalização do aborto tem sido constante entre diversos setores da sociedade brasileira, incluindo movimentos sociais, juristas, políticos e profissionais, com o objetivo de reduzir as violências mortais decorrentes dessa prática. Mulheres de diferentes classes sociais e idades recorrem ao aborto. Contudo, enquanto aquelas com recursos financeiros têm acesso a clínicas com melhores condições sanitárias, as mulheres sem esse privilégio, muitas vezes negras e pobres, são forçadas a recorrer a métodos de risco, o que resulta em sérios danos à saúde e em uma alta taxa de mortalidade (Santos *et al.*, 2013).

As consequências dos métodos de aborto inseguro são alarmantes, podendo resultar em hemorragias, infecções, lesões uterinas e até esterilidade. Quando as mulheres que recorrem a esses métodos chegam aos serviços de saúde, enfrentam uma avaliação que não se restringe apenas ao aspecto físico, mas também inclui uma análise emocional e social. Infelizmente, muitas delas relatam ter passado por críticas e julgamentos por parte dos profissionais de saúde, o que, com frequência, as leva a silenciar suas experiências e emoções. Em busca de uma solução para as queixas físicas, essas mulheres acabam suprimindo seus sentimentos de solidão, angústia, ansiedade, culpa e medo de expressar suas dificuldades, temendo punições ou humilhações, o que gera uma sensação de incapacidade. A violência institucional contra as mulheres nos serviços de saúde se manifesta de diversas formas, desde a demora no atendimento até a falta de interesse da equipe em ouvi-las e orientá-las. Ela também pode se apresentar de maneira explícita, por meio de discriminação verbal ou atitudes condenatórias e preconceituosas. Esses maus-tratos estão muitas vezes enraizados na representação simbólica da maternidade como algo intrínseco ao papel da mulher (Santos *et al.*, 2013).

A respeito do direito das mulheres sobre seu corpo, Santos *et al.* (2013) ampliam essa reflexão sob um prisma bioético, destacando que a maternidade por escolha deveria ser mais defendida do que aquela imposta pela pressão social. A criminalização do aborto, segundo as/os autoras/es, resulta na opressão, subordinação e submissão das mulheres, privando-as do controle sobre sua vida e sua sexualidade. Pessoas que enfrentam a necessidade de recorrer ao aborto muitas vezes seguem um percurso silencioso e doloroso, buscando apoio em amigas/os, vendedoras/es de medicamentos abortivos, ervas ou pessoas que realizam o procedimento de forma clandestina. Levando em consideração o livre-arbítrio, argumenta-se que as mulheres têm o direito de decidir sobre o próprio corpo, e que possibilitar essa escolha significa garantir os direitos de cidadania. Dessa forma, a criminalização do aborto acaba negando o acesso a algo fundamental para o pleno exercício de qualquer direito.

É de suma importância desvincular o debate sobre o aborto no Brasil de seu viés moral e redirecionar essa discussão para a concretude material da realidade enfrentada por mulheres cis, pessoas não binárias, transmasculinas e homens trans, que frequentemente são impedidas/es/os de viver a autonomia sobre seu corpo e cujos direitos não são garantidos quando recorrem a métodos inseguros. É inadmissível aceitar que pessoas com útero enfrentem mutilações ou arrisquem a vida ao buscar a interrupção de uma gravidez indesejada por meio de abortos clandestinos. A conscientização sobre métodos seguros, que minimizem danos físicos, contribuiria para a redução dos índices de mortalidade e do sentimento de culpa associado à exposição a práticas ilegais (Santos *et al.*, 2013).

Ao longo da narrativa hegemônica, a paternidade raramente foi tida como uma função intrínseca ao homem cisgênero, o que contribuiu para a perpetuação de leis que criminalizam o aborto, majoritariamente promulgadas por eles. Essa perspectiva reforça a noção de que o trabalho reprodutivo é uma obrigação exclusiva das mulheres cis e de pessoas gênero-dissidentes. Enquanto a maternidade é imposta por lei, a capacidade de ser mãe é considerada inerente ao papel da mulher cisgênero. Em contrapartida, a irresponsabilidade afetiva e o abandono paterno não são reconhecidos como formas de aborto ou como manifestações de negligência no cumprimento do papel paterno.

Essas relações de poder impõem uma carga desproporcional às pessoas com útero, que frequentemente enfrentam sozinhas as implicações físicas e emocionais do aborto ou do ato de responsabilidade sob a criança. Enquanto isso, homens cis-heteronormativos continuam ocupando espaços produtivos, muitas vezes delegando responsabilidades domésticas e reprodutivas a parceiras, mães ou avós. Essa dinâmica perpetua um ciclo de desigualdade de gênero, sobrecarregando mulheres e pessoas que menstruam com o peso das responsabilidades e consequências ligadas à reprodução, reforçando estruturas sociais que mantêm a divisão desigual do trabalho e dos cuidados.

A filósofa Silvia Federici (2018) aponta que, para Marx, as tarefas domésticas não eram consideradas uma forma de trabalho historicamente determinada, mas vistas como uma força natural e intrínseca às mulheres, enraizada em uma visão essencialista de maternidade e gênero. Federici argumenta que o trabalho doméstico, longe de ser uma manifestação natural, é, na verdade, uma construção historicamente específica, decorrente da divisão entre produção e reprodução, trabalho remunerado e não remunerado. Ela destaca que essa separação é uma característica das sociedades capitalistas e não estava presente em sociedades anteriores a esse sistema econômico.

Com o advento do capitalismo, criou-se uma dinâmica em que o trabalho reprodutivo das mulheres pode ser ainda mais explorado do que o trabalho remunerado. Essa exploração inclui tarefas domésticas e cuidados não remunerados, que, segundo Federici (2017), são fundamentais para a manutenção do sistema capitalista.

A concepção profundamente enraizada de que as mulheres devem ser, acima de tudo, mães sustenta tanto a prática simbólica do aborto realizado por homens cis que se ausentam de responsabilidades parentais quanto a ausência de remuneração pelo trabalho doméstico realizado por elas. Esse trabalho, fundamental para a sustentação do capitalismo, assegura que corpos produtivos permaneçam ativos fora de seus lares. O fundamentalismo cristão se fortalece ao alinhar-se com discursos e práticas dos campos médico e jurídico, consolidando ainda mais as restrições impostas à autonomia e ao papel das mulheres cis e de pessoas com útero na sociedade.

No livro *Questões da saúde reprodutiva*, as cientistas sociais Karen Mary Giffin e Sarah Hawker Costa (1999) discutem o papel da Igreja Católica como uma instituição que se opõe às propostas do movimento feminista, indispensáveis para a promoção da equidade de gênero. A Igreja adota uma postura rígida, sustentando conceitos dogmáticos sobre família e sexualidade "corretas", ao mesmo tempo que negligencia os direitos individuais e sociais das mulheres.

A elevada taxa de mortalidade entre mulheres é resultado da negligência do Estado, que trata o aborto predominantemente como uma questão moral, ignorando sua dimensão como emergência de saúde pública. Giffin e Costa (1999) destacam que as transformações sociais no Brasil foram impulsionadas pelo movimento feminista. Segundo as autoras, após o período ditatorial e com o início da democratização nas décadas de 1980 e 1990, políticas públicas orientadas por uma perspectiva de gênero começaram a ser implementadas, promovendo avanços no enfrentamento das desigualdades e na garantia dos direitos das mulheres.

A história hegemônica, como enfatizam as acadêmicas do Direito Maureen Lessa Matos e Raquel Rosan Christino Gitahy (2007), não se resume a uma narrativa de opressão e passividade das mulheres. É fundamental destacar que, ao longo do tempo, houve resistência e lutas constantes para romper as barreiras da discriminação de gênero. Entre os avanços significativos, podem-se mencionar as mudanças no Código Civil de 1919, que conferia ao homem/marido o controle total sobre sua esposa. Um exemplo emblemático dessa desigualdade era a possibilidade de um homem cis anular o casamento caso a esposa não fosse virgem, algo permitido até pouco tempo. Apenas em

2002 essa legislação foi revisada, marcando um progresso importante na promoção da equidade de gênero.

Considerando uma história marcada por exploração e opressão, é fundamental reconhecer o que a narrativa eurocêntrica frequentemente insiste em esquecer: durante quase quatro séculos, vidas negras foram submetidas à escravização por pessoas brancas. Essa realidade histórica ressalta a importância de evitar a universalização da categoria "mulheres" e do movimento feminista, sob o risco de silenciar as vivências específicas de mulheres indígenas e africanas. Suas experiências foram profundamente atravessadas pelo colonialismo e pela perpetuação da colonialidade, deixando marcas que demandam reconhecimento e protagonismo nas discussões de gênero e interseccionalidade.

O feminismo hegemônico, desde a chamada primeira onda feminista, negligenciou o que escapava do seu lugar de poder em relação aos marcadores sociais de raça, gênero, sexualidade e deficiência. A filósofa Vilma Piedade (2019) introduziu o conceito de "dororidade" como uma alternativa à sororidade — termo frequentemente usado no feminismo para falar de solidariedade entre mulheres, mas que, segundo ela, ignora as diferenças e desigualdades estruturais entre mulheres brancas e negras. Une dor e sororidade para dar visibilidade à dor racializada que atravessa a experiência de ser mulher negra. A dororidade propõe uma solidariedade consciente, crítica e ativa. A luta das mulheres negras e suas histórias de resistência vêm de longe, remontam ao período da escravização, quando já enfrentavam múltiplas camadas de opressão. Ainda hoje, seguem enfrentando o desrespeito à memória da ancestralidade, ao Sagrado — um Sagrado fundado por mulheres — mulheres de axé, de resistência política, religiosa e cultural.

Segundo Grada Kilomba (2019), enquanto Simone de Beauvoir identifica a mulher como o Outro, por não receber reciprocidade do olhar masculino, Kilomba aponta que a mulher negra é o Outro do

Outro, ocupando uma posição ainda mais marginalizada, marcada pela ausência quase completa de reciprocidade. Nesse contexto, o desafio não era a falta de debate sobre o feminismo, mas sim a invisibilidade das demandas e vivências específicas das mulheres negras. Lélia Gonzalez (1984) também se destaca como uma voz crítica ao feminismo dominante, que historicamente negligenciou as realidades das mulheres indígenas e africanas, especialmente aquelas que viviam sob os efeitos do colonialismo e da colonialidade.

A citação de Sueli Carneiro nos convida a repensar a necessidade premente de superar o estereótipo universal da categoria mulher estabelecido pelo feminismo hegemônico.

> Quando falamos do mito da fragilidade feminina, que justificou historicamente a proteção paternalista dos homens sobre as mulheres, de que mulheres estamos falando? Nós, mulheres negras, fazemos parte de um contingente de mulheres, provavelmente majoritário, que nunca reconheceram em si mesmas esse mito, porque nunca fomos tratadas como frágeis. Fazemos parte de um continente de mulheres que trabalharam durante séculos como escravas nas lavouras ou nas ruas, como vendedoras, quituteiras, prostitutas... Mulheres que não entenderam nada quando as feministas disseram que as mulheres deveriam ganhar as ruas e trabalhar. Fazemos parte de um contingente de mulheres com identidade de objeto. Ontem, a serviço de frágeis sinhazinhas e de senhores de engenhos tarados. (Carneiro, 2003, p. 50-51)

Segundo Jaqueline Gomes de Jesus (2013), em seu artigo "Feminismo e identidade de gênero: elementos para a construção da teoria transfeminista", o feminismo negro ampliou a compreensão sobre o que constitui a mulher, especialmente por meio das críticas de autoras como Collins (1990) e Ducille (1994). Esse movimento desestabiliza o estereótipo predominante de mulher — historicamente retratada como branca e heterossexual — e passa a revelar a humanidade e a feminilidade de mulheres antes marginalizadas. Indígenas, negras, de baixa renda, com deficiências, idosas, lésbicas, travestis, bissexuais, solteiras e transexuais passam, assim, a ser reconhecidas e incluídas no discurso feminista.

> O transfeminismo reconhece a intersecção entre as variadas identidades e identificações dos sujeitos e o caráter de opressão sobre corpos que não estejam conforme os ideais racistas e sexistas da sociedade, de modo que busca empoderar os corpos das pessoas como eles são (incluindo as trans), idealizados ou não, deficientes ou não, independentemente de intervenções de qualquer natureza; ele também busca empoderar todas as expressões sexuais das pessoas transgênero, sejam elas assexuais, bissexuais, heterossexuais, homossexuais ou com qualquer outra identidade sexual possível. (Jesus e Alves, 2010, p. 15)

A perspectiva transfeminista desempenha um papel importante na superação da narrativa ficcional que associa de forma exclusiva o útero às mulheres cisgênero. Essa abordagem ressalta que homens trans e pessoas não binárias também menstruam e que a ausência desse órgão em uma mulher não compromete sua identidade enquanto tal. Romper com a ditadura binária é fundamental para compreender que o gênero não está intrinsicamente atrelado ao sexo biológico, desafiando concepções tradicionais e promovendo uma compreensão mais inclusiva e plural, que permanece uma demanda urgente. O transfeminismo representa a luta pelo direito universal à autodeterminação, à livre orientação sexual e à livre expressão de gênero, defendendo ainda o fim da mutilação genital de pessoas intersexo e a autonomia de cada corpo.

Conforme a pedagoga Denise Soares da Silva Alves (2017), na contemporaneidade, a ciência adquiriu novas dimensões e a explicação da deficiência deixou de estar atrelada à influência religiosa — ou, ao menos, assim deveria ser — para valorizar as ações humanas e científicas. Contudo, os mitos que atravessam a temática da menstruação também incidem sobre os corpos de pessoas com deficiência. Segundo Laís S. Costa *et al.* (2024), há o mito de que pessoas com deficiência não menstruam, o que resulta na vulnerabilização desses corpos e na negação de direitos a quem foge à corponormatividade.

Conforme Jesus (2013) destaca, a discussão sobre direitos reprodutivos precisa ser ampliada para incluir a diversidade de experiências de gênero. É urgente garantir o direito à gestação e ao aborto para homens trans, assim como combater práticas como as esterilizações forçadas, que ainda afetam de forma alarmante a população transgênero. Essas ações violentam corpos trans ao negar-lhes autonomia reprodutiva e reforçam discriminações que devem ser ativamente enfrentadas para promover a equidade de direitos.

A investigação histórica sobre o carrego que o útero se tornou na ficção hegemônica — estruturada em uma narrativa de apagamento e apresentada como universal, o único mundo possível — perfura a exposição das relações de poder e saber na epistemologia eurocêntrica. Essas linhas de fuga — no plural, pois celebramos a multiplicidade — buscam adentrar as fissuras do fundamentalismo cristão colonial, desobedecendo às supostas verdades universais com nossos menstruceitos e antimétodos, que ainda persistem como agentes contrários à produção de vida na contemporaneidade. A desobediência epistêmica, como propõe Walter Mignolo (2007), surge como uma abordagem potente para desnaturalizar subjetividades que foram configuradas por violências teológicas e seculares.

Esses desvios emergem como pistas, alargando as brechas para a invenção de realidades outras. Ao disputar nesses campos de batalha, confrontamos os estigmas ligados à menstruação, às construções binárias de gênero e às representações essencialistas ancoradas na biologia

— uma vez que sexo também faz parte de uma construção colonial. A tentativa da ciência moderna de universalizar a suposta "natureza feminina" tem historicamente excluído outras categorias de gênero, ao mesmo tempo que restringe a liberdade de expressão e de identidade das mulheres cisgênero. Esse paradigma cis-compulsório e controlador restringe os fluxos desejantes do corpo, enquanto perpetua narrativas de opressão e exclusão. Essas histórias precisam ser reinventadas e recontadas a partir de saberes outros: ancestrais, queers e africanos.

Essa tentativa de instrumentalizar a biologia para justificar políticas de controle social é evidenciada, segundo Sérgio Pena e Maria Cátira Bortolini (2004), na frase do embriologista Ernst Haeckel, que, ao afirmar que "a política é biologia aplicada", forneceu *slogan* para o regime nazista, que utilizava a biologia como justificativa para ações de exclusão.

O divino biológico, que associa a presença de um útero ao destino inevitável de mulheridade, reforça a subalternização das mulheres enquanto relega corpos não binários, transmasculinos, queers e outros à periferia de um espaço já marginalizado. Essa narrativa, impregnada de conservas coloniais, não só ignora dados concretos de pesquisas e políticas públicas inclusivas como também perpetua uma visão centrada exclusivamente em corpos cis. Essa exclusão é agravada por percepções estigmatizantes, como a ideia de que corpos menstruantes se tornam "diferentes" nos períodos pré-menstrual e menstrual, e pela pressão incessante para se conformar a padrões de beleza opressivos. Essa última imposição consolida violências simbólicas, ao vincular magreza ao ideal de beleza, legitimando o surgimento de distúrbios alimentares como bulimia e anorexia na busca por aceitação social.

Assim como no século XIX, quando mulheres eram induzidas a buscar médicos para tratar a histeria, no século XXI a dependência da medicina cis-heterocolonial continua sendo imposta, ainda que de forma sutil e compulsória. Essa imposição, agora, não se limita às áreas de ginecologia e obstetrícia, mas se expande, de acordo com Martins (2004), para incluir esteticistas, cirurgiões plásticos, estilistas, *personal trainers* e nutricionistas. A eficiência do corpo tornou-se uma exigência naturalizada, sustentando padrões estéticos idealizados. Essa dinâmica evidencia como o controle sobre os corpos é capilarizado, adaptando-se aos tempos atuais enquanto perpetua sua força compulsiva e opressiva.

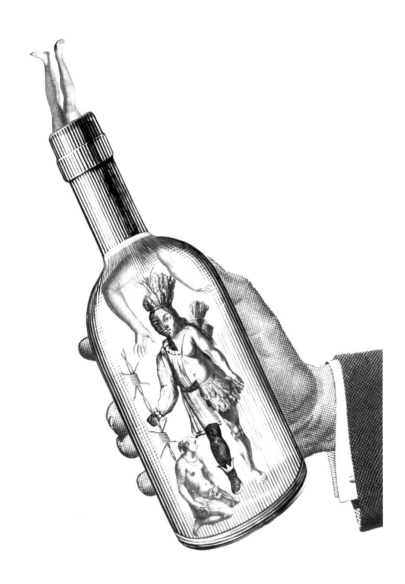

Parte 2

Psicodrama outro

*preciso
de um nome africano
não belga, português, espanhol
um nome africano
novo nome
escolha de sobrenomes*

*na fronteira
entre o Atlântico-Índico
arrancar-me de dentro do meu útero.*

Valéria Lourenço, *Aya'ba*

Território de criações anticoloniais

Jacob Levy Moreno, criador do psicodrama — um homem cisgênero e judeu —, passou grande parte de sua vida em Viena. Essa teoria e prática pode ser compreendida como fruto das experiências políticas e anônimas de sua juventude, que serviram como fios, das mais variadas cores, no tecimento dessa abordagem teórica, e como barricadas nas bordas dos desvios (Vomero, 2024). O psicodrama nasceu de uma revolução no teatro, em que Moreno, atuando como diretor, buscava desvelar as conservas culturais de atores e atrizes, promovendo, em profundidade, a liberação de fluxos espontâneos. Zerka Moreno, sua esposa, teve papel fundamental para a multiplicidade e infinitude intuitiva e criativa da nossa teoria, consolidando sua potência transformadora por meio de contribuições prático-teóricas e organizações textuais.

Ao refletirmos sobre o processo de expansão emocional de uma criança e sua aprendizagem a partir das experiências relacionais, podemos recorrer a Moreno (1975), que compreende esse momento, chamado de matriz de identidade, como uma espécie de placenta social, o lócus onde a criança mergulha suas raízes. Se, para Moreno, atravessamos um desenvolvimento emocional, nesse fluxo de linhas-pensamentos, prefiro explorar os desencaminhamentos e as imprecisões. Escolho evitar — ou talvez abraçar por completo — o risco de não produzir pensares evolutivos, lineares e contínuos desse processo de aprendizagem emocional.

Como psicodramatistas, talvez nosso encontro com esse outrem seja, de fato, um convite para auxiliar no corte dessas raízes, permitindo que os corpos se transformem e se conectem em harmonia com territórios outros. Essa perspectiva rompe com a ideia de um crescimento desenvolvimentista único e linear, impulsionando a multiplicidade de experiências e abrindo caminhos para que cada pessoa possa se tornar pássaro, água, pedra, galáxia ou qualquer outra manifestação que deseje.

É nessas raízes fixas e tão reais que as crianças aprendem a ser rígidas, inflexíveis, quietinhas, podadas, enquanto os fluxos criativos e espontâneos vão se esvaindo... Que possamos nos movimentar na desterritorialização desses corpos fixos e rígidos, permitindo que sejam elaboradas outras territorializações — e outras, e mais outras, e...

Por mais que a matriz de identidade seja um conceito que aponta para a interdependência relacional, o uso da noção de desenvolvimento ainda carrega pressupostos individualistas — sutis, mas colonizadores — como se observa, por exemplo, nas propostas de desenvolvimento sustentável dentro da lógica do chamado capitalismo verde. A crítica abre caminhos para a subversão e a libertação. Diante das crises que atravessamos, torna-se urgente construir novas éticas de vida. Como afirma Alberto Acosta (2016), é preciso reconhecer que os modelos tradicionais de desenvolvimento e progresso nos levaram a um beco sem saída. Para o autor, o bem-viver surge das cosmovisões indígenas, que valorizam formas plurais de convivência e não descartam os avanços tecnológicos nem os saberes que desafiam a lógica dominante da modernidade.

Frente aos limites ecológicos impostos por estilos de vida pautados no acúmulo e na expropriação da Natureza, o bem-viver se apresenta como uma alternativa coletiva e descolonizadora, propondo uma ruptura com a ideia hegemônica de desenvolvimento. O bem-viver emocional nos reconecta à nossa condição de seres interdependentes — humanos e não humanos —, reconhecendo que somos parte inseparável desse organismo vivo chamado Terra, e não elementos externos a ela. Como nos lembra o pensador Ailton Krenak (2022), é necessário repensar nossa sociabilidade para além da espécie humana, incluindo abelhas, tatus, baleias, golfinhos, rios...

Na busca por expandir nosso repertório do sensível e da alegria — movimento que nos convoca a criar linguagens outras, corpos outros, e a produzir novos modos de existência no mundo —, insere-se a noção de corpo-território, inspirada nas lutas e mobilizações de mulheres indígenas e camponesas de Abya Yala, articuladas pelo ecofeminismo e pelo feminismo comunitário-territorial. Segundo Lorena Cabnal (2010), os corpos das mulheres na Guatemala estão profundamente conectados aos territórios onde vivem, sendo inseparáveis dos modos de vida, das identidades e das relações com a natureza: florestas, rios, animais, cultivos e comunidades. Nesse entendimento, o território não é apenas um espaço geográfico, mas também o próprio corpo, compreendido em sua dimensão física, emocional, espiritual e coletiva.

De acordo com as pesquisadoras Cristiane Coradin e Simone Santos Oliveira (2024), essa perspectiva reconhece que o corpo e o território se sustentam mutuamente em uma relação de codependência ecológica. As violências coloniais e capitalistas cometidas contra a Terra repercutem diretamente nos corpos das mulheres, e vice-versa. Por isso, ações de resistência empreendidas por essas mulheres visam não apenas à defesa ambiental, mas também à cura e à recuperação de seus corpos violados, compreendidos como territórios invadidos, explorados e marcados por opressões históricas. O corpo-território, então, é um conceito que articula ecologia, ancestralidade, memória, regeneração e política, rompendo com as lógicas ocidentais de separação entre corpo, natureza e território.

Com licença e respeito aos saberes ancestrais, reconheço que nenhuma teoria, isoladamente, dá conta da complexidade das múltiplas realidades. O projeto colonialista falhou e continua falhando. Não precisamos da lógica desenvolvimentista que nos prometeu progresso à custa da vida; precisamos, sim, de reflorestamento — da Terra, do planeta, dos afetos, das ideias. É nesse movimento de insurgência e regeneração que somos convidadas/es/os a expandir a compreensão sobre os estigmas que marcam os corpos que menstruam.

Para isso inspiro-me numa espécie de "utercepção" moreniana, tão significativa para o uterodrama. Moreno (1975) compreende o *locus nascendi* como a placenta no útero, o *status nascendi* como o período de concepção, e a *matrix nascendi* como o óvulo fertilizado do qual se desenvolve o embrião.

Esta pesquisa, que busca a reterritorialização de nossos corpos, parte da percepção fictícia e contemporânea negativa do útero como um órgão problemático, repulsivo e inferior — uma compreensão que não é inerente à condição humana, mas, na verdade, resultado de diversos processos históricos que moldaram e perpetuaram realidades distorcidas sobre os corpos com útero. Tais atravessamentos, ainda presentes na nossa cultura latina, podem ser denominados conservas coloniais, o que provoca sofrimento social e psíquico.

Os conceitos do psicodrama contribuem para compreender como esses processos históricos moldaram tais representações, ao mesmo tempo que oferecem uma base crítica para reavaliar a percepção contemporânea do útero. Essa abordagem facilita a reabertura de caminhos para um caminhar mais consciente e desperto na sociedade atual, viabilizando reflexões que desnaturalizam e transformam nossa relação com o corpo e a cultura.

A história hegemônica nos conta que o útero, lócus primário social comum a todas as pessoas, foi gradativamente alvo de conotações negativas, sendo associado a veneno, doença, violência e controle. Uma análise crítica do contexto histórico — com o auxílio dos conceitos de lócus, *status nascendi* e matriz — nos permite questionar não apenas os primeiros registros da marginalização dos corpos que menstruam, mas também os desdobramentos desse processo de inferiorização ao longo do tempo, que se infiltraram nas relações de poder e na experiência corporal fragmentada vivida por pessoas com útero. Refletir sobre esse lócus (lugar) nos remete ao Neolítico, um período de transição no continente europeu marcado pela mudança do estilo de vida nômade para a fixação em territórios. Foi nesse contexto que se deu início ao processo de dessacralização da figura das pessoas férteis. Esse fenômeno, inclusive, serve como base para muitas análises feministas sobre a opressão das mulheres cis, que muitas vezes é justificada ou reforçada por discursos que associam a presença ou ausência de certos atributos biológicos, como o pênis, a características de violência ou inferioridade.

O *status nascendi* (quando), ou seja, os processos de como isso se configura, abrange toda a trajetória histórica de desumanização dos corpos férteis, considerados inferiores por não se enquadrarem no padrão imperativamente imposto como correto: homem, branco, cisgênero, heterossexual, monogâmico, sem deficiência e cristão. Esse resgate histórico revela um atravessamento marcado pela desvalorização sistemática daquelas/es que se desviavam desse padrão. Para pessoas não brancas, essas experiências de violência e subalternização podem se tornar ainda mais severas.

Torna-se evidente como as construções sociais e culturais hegemônicas, centradas em um saber de mundo dominante, moldaram as percepções e os tratamentos em relação ao útero e às pessoas que menstruam. Esta reflexão crítica expõe o complexo emaranhado da reprodução dos estigmas, destacando como o contexto histórico estruturou normas sociais e legitimou práticas discriminatórias. Tais normas, fundamentadas em atributos físicos e comportamentais, foram utilizadas como ferramentas para justificar a dominação e a hierarquização de raça e gênero.

A profanação da figura das pessoas férteis tem sido uma constante na história do Ocidente, expressa pela repetição de práticas e discursos que marginalizam corpos que menstruam. Esse lócus, de experiências corporais e simbólicas antigas, contribuiu para consolidar uma compreensão fragmentada desses corpos, configurando todo o destino da sociedade até a contemporaneidade. Essa leitura histórica rompe com a noção de uma evolução linear e contínua da humanidade, revelando processos de exclusão e opressão que se perpetuam sob novas formas ao longo do tempo.

Para a psicóloga Daniela Silveira Rozados (2018), a matriz pode ser compreendida como uma teia de relações, um espaço de conexões, um conjunto de ações e interações substanciais e constituintes em que ocorrem todos os encontros e desencontros; ela representa o agrupamento de relações dentro de um processo no qual o momento se manifesta. É a partir desse átomo singular e múltiplo, configurado por fluxos multidirecionais, que nossa matriz social ganha forma. Contudo, dentro das variadas instituições disciplinares, esses fluxos vinculares frequentemente são transformados em movimentos frustrados e enrijecidos, resguardados pelas conservas coloniais/corporais (Vomero, 2024) e sustentados por relações hierárquicas perpetuadas pela branquitude ocidental, as quais são aplicadas na manutenção das dinâmicas de poder.

A partir das contribuições da psicodramatista Maria da Penha Nery (2014), o poder exercido pode se manifestar por meio de inúmeras dinâmicas vinculares formadas pelas condutas de papéis, como os de autoridade, domínio, comando, liderança, vigilância e controle de uma pessoa sobre outra. A complementaridade desses papéis pode assumir formas de dependência, subordinação, resistência ou rebeldia. Os movimentos sociais, por exemplo, representam papéis complementares de resistência frente ao papel opressor do Estado. Para a autora, o poder é uma construção social historicamente formada, o que evidencia que não é natural que a maioria dos líderes políticos no Brasil seja composta por homens cisgênero, brancos, sem deficiência, heterossexuais e cristãos.

Por uma menstruação política e ecológica

Para o psicanalista Alfredo Naffah Neto (1997), os papéis sociais não apenas sintetizam fatos culturais, mas também solidificam a história. O autor introduz o conceito de papel histórico, sugerindo que esses papéis sociais reproduzem e materializam, no nível macrossociológico, os conflitos, as contradições, as oposições e as dinâmicas de poder que permeiam as classes sociais.

O enredo sócio-histórico-cultural que compõe os papéis sociais reafirma as dinâmicas de poder presentes nos vínculos. Nesse contexto, o coconsciente e o coinconsciente, conforme as contribuições de Nery (2014), podem incitar tanto conflitos quanto a sensibilidade interpessoal, ao objetivarem os conteúdos histórico-culturais nas complementações dos papéis.

Dessa forma, o microcosmo de um vínculo representa, muitas vezes, o macrocosmo de um grupo, que, por sua vez, retrata o da sociedade, o da humanidade e o do cosmo, cada qual dentro de suas especificidades sociodinâmicas — e vice-versa. Por exemplo, uma sociedade sob um regime ditatorial, autoritário e de repressão social tende a reproduzir essas dinâmicas nos grupos e nos vínculos que a compõem (Nery, 2014).

O governo federal brasileiro, sob a liderança de Jair Messias Bolsonaro, foi marcado pela presença de líderes com tendências misóginas, racistas, homotransfóbicas, etnocidas e preconceituosas. Esse período refletiu a ascensão de um pensamento ideológico neofascista e bolsonarista, cuja gênese pode ser associada ao golpe político de 2016, que resultou na destituição antidemocrática da presidenta Dilma Rousseff de seu exercício pleno de poder.

Durante seu discurso de defesa no processo de *impeachment*, Dilma alertou sobre os possíveis desdobramentos futuros para a república brasileira, expressando seu temor pela morte da democracia. Esses eventos, incluindo a ascensão de um governo baseado em discursos de fundamentalismo cristão, não podem ser compreendidos como fenômenos naturais, mas sim como resultado de uma racionalidade política profundamente enraizada.

O documentário *Democracia em vertigem* (2019), da cineasta Petra Costa, retrata de forma didática o contexto em que Dilma Rousseff, a primeira mulher a ocupar a presidência do Brasil, foi retirada do poder. Após o *impeachment*, Michel Temer assumiu o governo como presidente interino, compondo um ministério majoritariamente formado por homens brancos, heterossexuais, cisgênero, sem deficiência e cristãos.

Em seu discurso de posse, Temer enfatizou a influência do fundamentalismo cristão, destacando o objetivo de transformar o Brasil em "um ato religioso, um ato de religação de toda a sociedade brasileira com os valores fundamentais" do país. Esse momento consolidou a presença dos aliados do novo presidente, que passaram a ocupar os corredores do Planalto com maior liberdade, aprofundando o domínio da direita no Congresso Nacional, representada pelas bancadas da bala, da bíblia e do boi (Petra Costa, 2019).

Petra Costa (2019) utiliza uma história simbólica para ilustrar a permanência de certos homens cisgênero e brancos no poder. Na narrativa, um político encontra um empresário no Palácio dos Bandeirantes e comenta: "Você por aqui?", ao que o empresário responde: "Eu tô sempre aqui. Vocês, políticos, que mudam". Essa anedota exemplifica as dinâmicas de poder, evidenciando como certas figuras mantêm sua influência independentemente das mudanças políticas formais.

A história suscita reflexões sobre o sentimento de impotência daquelas/es que defendem a democracia, levantando questões sobre a possibilidade de coexistência entre o Estado e a democracia — o chamado Estado democrático de direito — e sobre quem realmente se beneficia dessa estrutura.

De acordo com o cientista social Deivison Faustino (2023), a própria ideia de democracia necessita ser questionada, especialmente ao se dirigir perguntas como: "Democracia para quem? E até que ponto a população negra teve acesso a ela?" O período democrático que se iniciou com a Constituição de 1988 e se estendeu até a eleição de Dilma Rousseff foi relativamente breve e marcado por uma ampliação das possibilidades democráticas. Contudo, mesmo nesse contexto, as desigualdades persistiram, e as estruturas de poder permaneceram inalteradas, profundamente enraizadas na lógica de dominação herdada da escravização. Sob uma perspectiva racial, a pergunta "O que a branquitude tem feito à democracia?" emerge como uma provocação necessária para compreender como a manutenção dessas dinâmicas de poder impede a construção de uma sociedade verdadeiramente democrática e equitativa.

É evidente que, no Brasil, a cor da pele continua a ser um fator determinante do status social das pessoas. Por isso, é importante reconhecer que as dinâmicas de poder associadas à branquitude não se restringem à direita política, mas também se manifestam na esquerda. Nesse contexto, a contribuição de Moreno (2008) ganha relevância. Ele atribuiu à sociometria o título de "ciência da democracia", ao perceber que o processo democrático necessitava de uma abordagem mais profunda e engajada, capaz de revelar os aspectos invisíveis das relações humanas por meio dos métodos sociométricos. Essa percepção mantém-se atual, apontando para a importância de desvelar as estruturas de poder subjacentes às dinâmicas sociais e políticas.

Com a ascensão antidemocrática de Temer, observou-se um aprofundamento no desmantelamento das políticas públicas. Segundo Costa (2019), seu governo oportunizou a venda das reservas de petróleo para empresas estrangeiras, aprovou medidas de austeridade que prejudicaram os mais pobres, como as reformas previdenciária e trabalhista, e fragilizou leis e direitos que combatiam o trabalho escravo. Essa política de austeridade, que afetou principalmente a classe trabalhadora, as mulheres, as pessoas LGBTQIA+, indígenas e negras, se intensificou com a ascensão de Bolsonaro à presidência da República, acentuando ainda mais as desigualdades e os ataques aos direitos sociais.

Durante os anos de 2018 a 2022, o Brasil revisitou e acentuou traumas históricos e antropológicos ancorados no pensamento colonial nazifascista, em grande parte devido à ausência de medidas ético-políticas de reparação diante de uma lógica socioeconômica ainda profundamente arraigada na herança escravagista. Bolsonaro personificou a força dominante de uma hegemonia nunca completamente superada, que remonta à extrema-direita secular e religiosa da história colonial brasileira, perpetuando segregações sociais e alimentando a exclusão de grupos marginalizados.

Carente de um projeto político coerente, o governo de Bolsonaro, conforme apontado pelos pesquisadores do Direito Adenivaldo Teles Junior e Fabiana Ferreira Novaes (2022), promoveu um discurso de ódio, exacerbando o extremismo ideológico conservador e desrespeitando os direitos humanos, a Amazônia e a diversidade étnica, cultural e cosmológica. Sua gestão se consolidou na desvalorização da vida e da ciência, refletindo um negacionismo e uma negligência no enfrentamento da pandemia. Tais características são típicas do pensamento nazifascista e colonial, historicamente associadas aos interesses da agenda neoliberal global, que buscam enfraquecer políticas públicas e direitos sociais, sobretudo para os grupos vulnerabilizados.

No governo de Bolsonaro, não houve figuras proeminentes que se distanciassem de seu pensamento misógino e cis-heterocolonial. Um exemplo desse alinhamento foi o episódio ocorrido em 8 de março de 2020, quando o ex-ministro da Educação, Abraham Weintraub, ridicularizou e zombou da proposta da ex-deputada federal Marília Arraes (PT) para a distribuição gratuita de absorventes higiênicos em espaços públicos. Em suas redes sociais, o ministro postou: "A nova esquerda (colar de pérolas e financiada por monopolistas) quer gastar R$ 5 bilhões (elevando impostos) para fornecer 'gratuitamente' absorventes femininos. Como será o nome da nova estatal? CHICOBRÁS? MenstruaBR?" Essa postagem exemplifica o desdém com as questões de saúde e os direitos básicos para pessoas que menstruam, alinhando-se a uma postura desrespeitosa, que desvaloriza as necessidades de muitas mulheres e pessoas menstruantes no Brasil.

A conduta do ex-ministro evidencia os conteúdos sócio-histórico-culturais coloniais, reforçando estigmas e deboches em torno da menstruação. Esse tipo de postura contribui para perpetuar tabus, desinformação e violências direcionadas a corpos específicos. Em contraste, como destaca uma reportagem da *CNN* (Horowitz, 2020), no Japão, por exemplo, a menstruação é reconhecida como uma questão de saúde e direitos trabalhistas, e desde 1947 existe a licença-menstruação. Esse direito reflete uma abordagem mais inclusiva, demonstrando a possibilidade de políticas públicas que reconheçam e respeitem as necessidades das pessoas que menstruam.

Em março de 2017, o Parlamento italiano aprovou a concessão de três dias de licença remunerada por mês para mulheres que sofrem de dismenorreia, conforme destacado pelo *El País* (Coppel, 2017). Embora seja um avanço importante, esse caso evidencia que ainda há um longo caminho na luta pelos direitos da população com útero.

A liberdade de menstruar sem restrições continua sendo um privilégio de pessoas com acesso a condições básicas, informações precisas e educação sobre o ciclo menstrual. Essa desigualdade reforça a urgência de políticas públicas inclusivas e maior conscientização social. Assim, a oportunidade de (re)conexão uterina, corporal e/ou menstrual ultrapassa as limitações físicas ou institucionais de um consultório, assumindo um caráter mais amplo e transformador, como será discutido adiante.

Conforme relata *O Globo*, cerca de 1,8 bilhão de pessoas que menstruam enfrentam dificuldades significativas ou não têm acesso adequado a produtos de higiene, saneamento básico e educação apropriada para vivenciar seu ciclo menstrual com dignidade (Antunes, 2020). Essa realidade escancara a desigualdade estrutural que afeta a população com útero e reforça a necessidade de políticas públicas que garantam o acesso a direitos básicos, promovendo uma vivência menstrual livre de restrições e estigmas.

Essa situação desafiadora é conhecida como pobreza menstrual, gerando impedimentos para que pessoas participem plenamente da vida cotidiana, além de levá-las a faltar à escola ou ao trabalho durante o período menstrual. Segundo a ONU Mulheres, muitas meninas e mulheres em situação de pobreza recorrem ao uso de folhas de jornal, sacolas plásticas, meias ou panos antigos para absorver o fluxo menstrual, práticas que aumentam o risco de infecções e colocam sua vida em perigo (Antunes, 2020).

A conserva colonial em torno da menstruação, herdada da história do Ocidente, permanece como um tabu na realidade cotidiana no Brasil, afetando diretamente a qualidade de vida das pessoas que menstruam. Esses impactos variam de acordo com uma análise interseccional que considera marcadores como classe, gênero, sexualidade, deficiência, território e raça. Para garantir os direitos fundamentais dessas pessoas, é substancial que a menstruação seja abordada não apenas no contexto do trabalho, mas também nos âmbitos da saúde, da educação e do meio ambiente.

De acordo com informações do site de jornalismo *Ponte* (2020), um veículo comprometido em amplificar as vozes marginalizadas pela opressão, a Organização das Nações Unidas (ONU) reconheceu, em 2014, a importância do acesso à higiene menstrual como uma questão de saúde pública. Esse reconhecimento evidencia que aquilo que deveria ser um direito básico muitas vezes se torna um privilégio inacessível — um luxo. É emergente destacar a necessidade de ampliar a compreensão dessas políticas, garantindo a inclusão de pessoas trans e outras identidades que menstruam, reforçando o compromisso com a equidade e a justiça social.

Durante o mandato do ex-presidente Jair Bolsonaro, foi vetada a proposta de lei PL n. 4.968/2019, da deputada Marília Arraes (PT-PE), que tinha como objetivo combater a pobreza menstrual. A iniciativa previa a distribuição gratuita de absorventes higiênicos e cuidados básicos de saúde menstrual para beneficiar estudantes de baixa renda em escolas públicas, mulheres recolhidas em unidades do sistema prisional, mulheres em situação de rua ou vulnerabilidade social extrema, além de mulheres em unidades socioeducativas (Agência Senado, 2021).

Segue-se uma ampliação seletiva dos privilégios que, em teoria, deveriam constituir direitos a todas as pessoas, mas que, na prática, atendem apenas a algumas existências. A implementação dessa proposta, apesar de seu avanço, não contempla todas as identidades de gênero que deveriam ser incluídas e reconhecidas como beneficiárias.

O ex-presidente Jair Bolsonaro vetou a inclusão de absorventes nas cestas básicas fornecidas pelo Sistema Nacional de Segurança Alimentar e Nutricional (Sisan), desconsiderando a saúde pública das pessoas com útero. Segundo a Agência Senado (2021), uma em cada quatro jovens no Brasil deixa de frequentar a escola durante o período menstrual por falta de acesso a esse item de higiene, que deveria ser garantido como um direito básico.

De acordo com a *Folha de S.Paulo* (Holanda, 2021), quase 30% das mulheres no Brasil enfrentam dificuldades em frequentar a escola devido à falta de condições financeiras para adquirir absorventes. Além disso, estudos do Fundo de Emergência Internacional das Nações Unidas para a Infância (Unicef) e do Fundo de População das Nações Unidas (UNFPA) revelam que cerca de 713 mil meninas vivem em lares sem acesso a chuveiros ou banheiros no país, enquanto mais de 4 milhões enfrentam a carência de produtos de cuidado menstrual nas instituições de ensino.

Para quem deseja adotar uma postura mais consciente em relação ao lixo gerado durante o período menstrual, existem alternativas mais sustentáveis aos absorventes descartáveis. Absorventes de pano reutilizáveis e coletores menstruais são opções viáveis que, além de atender às necessidades de quem menstrua, ajudam a reduzir o impacto ambiental, contribuindo para a qualidade de vida e o cuidado com o planeta.

Conforme reportado pelo *El País* (Coppel, 2017), estudos científicos comprovam que o copo menstrual é eficaz e seguro. Embora o custo inicial seja mais elevado, ele se torna uma alternativa mais econômica a longo prazo, por ser reutilizável e ter durabilidade de até dez anos. Segundo o Instituto Nacional de Ciências da Saúde Ambiental, uma única pessoa utiliza, em média, cerca de 9.600 absorventes ao longo da vida. Esses produtos descartáveis levam entre 500 e 800 anos para se decompor no meio ambiente, daí a relevância de se optar por alternativas sustentáveis.

A educação menstrual em escolas e outros ambientes é fundamental para desnaturalizar a violência contra corpos que menstruam. Quando nos referimos à violação menstrual, isso inclui a vergonha sentida por mulheres/homens/pessoas ao menstruar, a falta de compreensão do ciclo menstrual e seu ritmo biológico interno, a falta de acesso e acessibilidade das instalações sanitárias, a ausência de absorventes em local acessível e adaptado para pessoas com deficiência nos banheiros, imposições de gravidez, a associação direta entre útero e identidade feminina, a carência de políticas menstruais e reprodutivas voltadas a homens trans e pessoas não binárias, casos de estupro, abuso sexual, assédio, a limitação do útero à geração de crianças, desconhecimento das mudanças endócrinas em cada fase do ciclo, tratamento inferiorizado, desconsideração da racionalidade e interpretação depreciativa e reducionistas associadas à tensão pré-menstrual (TPM), ausência de debates socioambientais relacionados à justiça menstrual e todas as outras formas de agressão relacionadas à presença de um útero.

Essas múltiplas formas de violação não podem ser compreendidas isoladamente. A partir da perspectiva do bem-viver, não há justiça social sem justiça ambiental; nesse sentido, também não há justiça menstrual sem justiça socioambiental. Por isso, apresentamos uma contraposição à lógica fragmentada do capitalismo, articulando as três ecologias propostas por Félix Guattari (1990): a ecologia ambiental, a ecologia social e a ecologia mental. Esse filósofo múltiplo critica a abordagem hegemônica da crise ecológica, que se limita a tratar do meio ambiente e dos impactos físicos da industrialização, por considerá-la insuficiente e parcial. Guattari propõe uma abordagem ampliada, que conecta três dimensões interdependentes: a ecologia ambiental (voltada à natureza física), a ecologia social (concernente às relações e estruturas sociais) e a ecologia mental (associada à subjetividade e aos processos psíquicos). Ele enfatiza a transversalidade entre essas esferas, defendendo que pensar ou agir em uma delas inevitavelmente afeta e exige consideração das outras, dada sua interconexão intrínseca.

Dessa forma, o debate em torno da menstruação, muitas vezes tratada de maneira fragmentada, pode ser abordado de forma mais integral, considerando seus impactos no meio ambiente, na sociedade, nas relações, na subjetividade, na saúde mental e como a mudança em uma dessas esferas pode gerar transformações nas outras. É imprescindível criar espaços e políticas públicas que promovam reflexões críticas e ações que atendam às demandas da chamada menstruação política.

O desconhecimento sobre o próprio corpo frequentemente alimenta medo e ansiedade. Vale cismar: "É normal ter receio de uma parte do meu corpo que ainda não conheço bem?" Muitas pessoas relatam, em contextos clínicos, preocupações como o temor de vazamentos em situações cotidianas, inseguranças em relações íntimas e o medo de ser percebidas como intelectualmente inferiores por conta do ciclo menstrual. Além disso, as histórias sobre o receio de retirar um absorvente interno, com algumas pessoas buscando assistência médica para essa tarefa, exemplificam os efeitos da falta de educação e suporte adequados. Trabalhar com a menstruação política significa não individualizar esses medos, mas sim reconhecer que eles marcam a ausência de uma agenda pública consistente. Tratar a menstruação como um tema menor perpetua sua marginalização e desconsidera sua relevância como uma questão de saúde pública, direitos humanos e justiça social.

Em um retrato das desigualdades e injustiças estruturais, no dia 7 de setembro de 2021, enquanto o presidente da República vetava a distribuição gratuita de absorventes, o Tribunal de Justiça de Santa Catarina, por unanimidade, confirmou a sentença de primeira instância que absolvia o empresário André de Camargo Aranha, acusado de estupro de vulnerável pela promotora de eventos Mariana Ferrer, de 24 anos (Bergamo, 2021).

Esse episódio simboliza a precarização dos direitos de grupos historicamente marginalizados e a persistência de uma justiça marcada pela conserva colonial. Tal configuração cristaliza práticas medievais, período em que a violência sexual contra mulheres era frequentemente ignorada ou relativizada pelas autoridades. Segundo Duby (1989), os estupros e abusos eram tolerados ou até mesmo legitimados por normas interpretadas como divinas — considerava-se que as mulheres não podiam sentir prazer, e as vítimas, muitas vezes, eram tratadas como cúmplices da violência que sofriam.

Na modernidade, as condenações por esses crimes também eram raras, já que os juízes frequentemente consideravam que as vítimas, por sua natureza, estavam suscetíveis a tais condições, sendo, portanto, cúmplices do próprio estupro (Oltramari, 2012).

A representação da mulher cisgênero como pecaminosa, culpada, provocante, sensual e desprovida de racionalidade quando influenciada pelas emoções ainda persiste no imaginário dos opressores contemporâneos. Basta olharmos ao nosso redor para perceber o quanto é comum que as vítimas sejam culpabilizadas — ou se sintam culpadas — pela violência sofrida.

Esse mapeamento histórico contribuiu para a compreensão de como o conceito de conserva colonial foi elaborado. Ao reconhecermos essas concepções como produtos históricos, moldadas por práticas de dominação, abre-se a possibilidade de criar estratégias de resistência que permitam superá-las e imaginar novas respostas a para questões antigas.

Iniciativas recentes, como as políticas públicas voltadas à justiça menstrual, podem ser compreendidas como respostas concretas às heranças coloniais; no entanto, ainda estão longe de promover, de fato, equidade menstrual e de gênero. Em 8 de março de 2023, durante o mandato do presidente Luiz Inácio Lula da Silva, o governo federal lançou o Programa Dignidade Menstrual, destinado à distribuição gratuita de absorventes por meio da farmácia popular. O Ministério da Saúde também prevê outras formas de distribuição para atender melhor grupos específicos, como pessoas que vivem em regiões isoladas e distantes de farmácias. Além disso, a entrega de absorventes às pessoas privadas de liberdade no sistema prisional deve ser realizada pelo Ministério da Justiça e Segurança Pública (Brasil, 2024).

Essa política pública representa um avanço significativo, mas é importante ampliar o diálogo sobre dignidade menstrual para além do Dia Internacional da Mulher. É urgente incluir pessoas trans e não binárias nesses debates e cuidados, reconhecendo que a menstruação atravessa diferentes identidades e realidades. Precisamos de políticas públicas mais abrangentes, que promovam o acesso a produtos menstruais sustentáveis; a educação menstrual para todas as pessoas; e a capacitação e formação de professores e profissionais da saúde para abordar o tema de forma inclusiva e livre de preconceitos e transfobia.

Além disso, é preciso garantir assistência específica para mulheres cis e pessoas trans que vivem na zona rural, em aldeias indígenas, em situação de rua e em outros contextos marginalizados. Também devemos pensar em legislações trabalhistas que contemplem as necessidades menstruais, bem como promover pesquisas que desmistifiquem os tabus relacionados ao tema. O compromisso com a ampliação do saneamento básico é indispensável, já que ele impacta diretamente a dignidade e a saúde menstrual de milhões de pessoas no Brasil.

Quem pode menstruar?

Podemos compreender o ritmo imposto pelo capitalismo e pelo neoliberalismo como um espelhamento do ritmo interno do corpo cis masculino aristotélico, caracterizado pela ausência de ciclos. Essa linearidade capitalista, que exige produtividade contínua e eficiência ininterrupta, se alinha à lógica de exploração da classe trabalhadora, frequentemente pressionada a operar como máquinas, desconsiderando as variações e fluências naturais e emocionais do corpo humano.

Essa perspectiva está fundamentada na construção ficcional do mundo ocidental, predominantemente moldado por homens cisgênero. Suas características biológicas e suas experiências de vida foram projetadas como universais, influenciando profundamente os valores e as estruturas sociais. Essa universalização desconsidera a diversidade dos corpos e seus ritmos, perpetuando uma compreensão que marginaliza vivências que não se encaixam nesse paradigma linear e produtivista. Corpos que escapam da normatividade são sistematicamente excluídos, enquanto se erguem prédios e se institucionaliza o capacitismo — evidenciado na ausência ou na precariedade de recursos de acessibilidade nesses espaços.

Não à toa a existência binária de mulheres para o trabalho reprodutivo e homens para o trabalho produtivo. Nesse contexto, as necessidades e particularidades de corpos com útero foram historicamente ignoradas ou relegadas a um segundo plano. Superar essa perspectiva exige romper com o modelo uniforme e linear, abrindo espaço para que nós, pessoas menstruantes, vivamos em maior sintonia com os ritmos internos de nosso corpo.

A implementação de políticas como a licença-menstruação é um exemplo significativo desse movimento rumo à inclusão. Essa medida promove não apenas o bem-estar físico, mas também o reconhecimento das especificidades biológicas e das demandas individuais que merecem respeito e consideração. Trata-se de uma iniciativa que sinaliza a importância de multiplicar a diversidade dos corpos e de equiparar as estruturas sociais para contemplar a pluralidade de experiências humanas no cotidiano.

A partir da teoria moreniana, é possível compreender a pobreza menstrual, as limitações impostas por uma cultura que marginaliza a menstruação e o alinhamento enrijecido entre os ritmos internos e externos como barreiras significativas à espontaneidade e à criatividade das pessoas com útero. Reconhecemos a espontaneidade como uma força primordial para responder de maneira inovadora às demandas do presente; e a criatividade como possibilidade de gerar realidades outras a partir dessas respostas. Contudo, essas potencialidades são restringidas em contextos nos quais as condições sociais ignoram os ciclos biológicos e impõem padrões rígidos e lineares de funcionamento. A negação dos ritmos internos contribui para o desgaste emocional e físico, limitando as possibilidades de ação criativa e espontânea no mundo.

No livro *O amanhã não está à venda*, Ailton Krenak (2020) reflete sobre como a sociedade de mercado valoriza os indivíduos exclusivamente com base na sua capacidade de produzir. Esse pensamento mercantil, associado às práticas do ex-ministro da Educação e do ex-presidente da República e à cultura cis-heteropatriarcal capitalista, reforça a ideia de que pessoas com útero "valem menos".

Essa desvalorização manifesta-se de diversas formas: na disparidade salarial entre os gêneros, na percepção de menor produtividade durante os períodos pré-menstrual e menstrual, na possibilidade de engravidar e na ausência de reconhecimento do trabalho reprodutivo como uma atividade laboriosa. Em vez disso, a reprodução e os cuidados são vistos como funções "naturais" e inerentes a esses corpos, perpetuando uma lógica de exploração que desconsidera as especificidades biológicas e sociais dessas experiências.

Segundo o Ministério da Saúde, 80% das mulheres brasileiras vivenciam a TPM, com sintomas que variam em intensidade e natureza (Antunes, 2020). Em uma sociedade inclusiva, como a proposta por Moreno (1975), é importante que temas relacionados ao útero e à menstruação ganhem espaço nas esferas políticas, educacionais e de saúde: escolas, hospitais, clínicas, postos de saúde e empresas, entre outros.

O psicodrama emerge como teoria e método marcado por um caráter sociopolítico e inclusivo, voltado para as existências marginalizadas. Moreno transformava as ruas em palcos e consultórios a céu aberto, cuidando de grupos subalternizados. Em suas intervenções, trabalhou com crianças nas praças de Viena, apoiou a saúde de profissionais do sexo e ofereceu suporte a refugiados de guerra.

Quando o ritmo externo entra em conflito com o ritmo interno, o corpo pode reagir de maneiras diversas, incluindo manifestações psicossomáticas como cólicas, sangramento uterino anormal e cistos, além de uma possível queda na produtividade. Nessa lógica, o corpo é reduzido a uma ferramenta funcional sob a lente capitalista e neoliberal, desconsiderando as diferenças socioemocionais e fisiológicas que fazem parte da pluralidade humana. Trata-se de uma compreensão fragmentada e binária do corpo, que o dissocia de sua totalidade — não o reconhece como um organismo vivo, marcado por ciclos, afetos e contextos.

De acordo com Laval (2020), governantes e governados operam em uma realidade moldada pela racionalidade neoliberal, percebida como algo natural. Nesse sistema, todos são pressionados a se adequar às exigências de eficiência e produtividade. Essa racionalidade é sustentada por técnicas comportamentais sofisticadas que permeiam até os aspectos mais íntimos da vida, impondo padrões rígidos que muitas vezes ignoram a singularidade dos corpos e seus ciclos.

Surge, então, uma pergunta: como atender às expectativas de desempenho quando o corpo não se ajusta a esses parâmetros? Essa questão nos conduz a uma crítica ao modelo perpetuado pela cis-heterocolonialidade, que, de forma deliberadamente opressiva e machista, desqualifica corpos que menstruam ao associá-los ao estereótipo da histeria. Nesse imaginário, pessoas com útero são vistas como portadoras de corpos "descontrolados", que se opõem à racionalidade, reforçando narrativas que deslegitimam suas vivências e capacidades.

Nesse contexto, o anticoncepcional pode ser compreendido como uma ferramenta de conformidade. Ele ajusta os ritmos fisiológicos das pessoas com útero ao padrão cis masculino aristotélico, caracterizado por linearidade e ausência de ciclos. Dessa forma, esses corpos passam a se alinhar às exigências de uma sociedade que ignora sua natureza cíclica e privilegia a constância produtiva.

No entanto, a promessa de "alívio" proporcionada pelo anticoncepcional — como a eliminação do ciclo menstrual, das cólicas, da acne ou da pele oleosa — também pode ser entendida como um afastamento da própria corporeidade. Tornar-se "livre" desses aspectos é, paradoxalmente, uma forma de alienação, na qual a pessoa é incentivada a se moldar a um modelo corporal que não o seu mesmo.

Essa lógica evidencia uma estrutura social que busca moldar todos os corpos à imagem de um padrão único e linear, ignorando diferenças biológicas e subjetivas. A verdadeira emancipação, contudo, não está em negar os ritmos naturais do corpo, mas em transformar os valores e as estruturas sociais para que acolham e respeitem todas as experiências corporais, promovendo equidade e inclusão.

No entanto, reconhecemos que cada caso é único, e a decisão sobre o uso de medicamentos, como o anticoncepcional, deve advir da possibilidade de uma escolha consciente. Essa escolha deve ser realizada em diálogo colaborativo entre a pessoa com útero e a especialista em ginecologia, considerando as especificidades de cada corpo e contexto de vida.

Além disso, é importante tecer trocas visando a uma abordagem interdisciplinar, envolvendo profissionais de áreas como psicologia, nutrição e endocrinologia, quando necessário, para oferecer um cuidado integral e alinhado às necessidades da pessoa. Esse cuidado ampliado contribui para decisões mais informadas, respeitando a singularidade de cada corpo e promovendo um acompanhamento que vai além da mera adequação aos padrões sociais.

Esta obra não se posiciona contra o uso de anticoncepcionais e métodos contraceptivos — como é o caso dos dispositivos intrauterinos (DIUs) —, mas busca fomentar reflexões críticas sobre sua utilização e sobre o discurso cis-heterocolonial frequentemente reproduzido por alguns profissionais de saúde. Defendemos, de maneira veemente, a autonomia dos corpos e repudiamos qualquer ação que a viole.

Um exemplo emblemático é o caso do prefeito de Fortaleza, José Sarto, ginecologista e evangélico, que sancionou em 2021 a Lei nº 11.159, instituindo a "Semana pela Vida". A legislação previa campanhas publicitárias e informativas contrárias ao aborto e ao uso de anticoncepcionais, além de outras ações focadas em gestação e cuidados maternos (Guedes, 2021). Esse tipo de intervenção evidencia o controle moral e político exercido sobre corpos com útero, restringindo escolhas individuais em prol de interesses ideológicos que desconsideram a pluralidade e as necessidades reais das pessoas.

A dança entre os ritmos internos e externos pode trazer benefícios transformadores, como maior disposição, equilíbrio emocional e bem-estar cotidiano. Essa harmonia permite que pessoas com útero redescubram um encantamento pela vida, superando possíveis limitações impostas por um *cistema* capitalista que desvaloriza a vivência cíclica. Quando consideramos a saúde sob uma perspectiva interseccional, torna-se evidente que as violências obstétricas e médicas não afetam apenas mulheres negras cis, mas também homens trans e pessoas transmasculinas. A generificação dos cuidados de saúde ainda segue uma lógica binária e colonial que, apesar de o atendimento para pessoas trans ser um direito garantido pelo Sistema Único de Saúde (SUS), resulta em atrasos, exclusões, despreparo profissional e práticas violentas. A ginecologia, em particular, permanece fortemente associada à ideia de mulher cisgênero, desconsiderando as necessidades e experiências de pessoas cujo corpo não se enquadra na ditadura de gênero binário.

O termo "cistema", conforme apresentado pela pesquisadora Viviane Vergueiro (2015), surge como uma crítica às estruturas cisnormativas que perpetuam o cis-heterossexismo de maneira sistêmica e institucional, superando a ideia de transfobia como uma manifestação exclusivamente individual. Inspirado no conceito de "sistema-mundo" do sociólogo Ramón Grosfoguel (2012), o "cistema-mundo" descreve uma rede global fundamentada em valores ocidentais, cristãos, coloniais, capitalistas e patriarcais, que marginaliza e silencia vivências e perspectivas não cisgênero. O uso do termo ressalta a dimensão estrutural dessas opressões, questionando as hierarquias epistêmicas responsáveis pela exclusão de corpos e saberes transgênero e promovendo uma reflexão crítica sobre as bases do poder cisnormativo.

Conserva colonial: criação em disputa

Segundo Moreno (2008), a luta contra as conservas culturais é um traço marcante da nossa cultura, expressando-se em diversas tentativas de transmutar estruturas fixas e limitadoras. Para ele, esse esforço representa uma busca pelo retorno ao paraíso perdido, ou ao que ele chama de primeiro universo, um estado original de espontaneidade e criatividade. Esse primeiro universo, porém, foi progressivamente substituído pelo segundo universo, que configura a realidade marcada por normas, convenções e estruturas cristalizadas que moldam a vida.

Ao considerar as contribuições de Moreno, a ideia de retornar ao paraíso perdido pode ser interpretada como um processo de libertação das normas culturais cis-heterocoloniais capitalistas que geram sofrimento. Esse retorno implica despir-se dos condicionamentos impostos, possibilitando que emerja uma existência mais espontânea e criativa. Não é entendido como um movimento linear, mas como uma possibilidade cíclica e descontínua de reencontrar o ponto de partida, sem um destino, mas como um fluxo incessante de transmutação. Retornar implica vivenciar a morte simbólica de algumas conservas culturais, permitindo-nos acessar, ainda que por instantes fugazes, um estado original de espontaneidade e criatividade. Esse retorno é o respiro da utopia ativa, que vibra no corpo como a possibilidade constante de renascimento. É um convite a mergulhar no fluxo da vida, libertando-se das fixações e abrindo espaço para o novo, para o inesperado, para a regeneração criativa que mantém a existência em movimento.

O paraíso perdido, a partir de afetações subjetivas e filosóficas, é compreendido como um lugar inexistente, onde habita a não forma

— como o horizonte numa linha circular em que terra e mar parecem unir-se ao céu. Contudo, em instantes efêmeros, esse macro pode ser sentido em nossas microrrelações, quando a utopia ativa vibra no corpo, conectando-nos ao fluxo da vida e à possibilidade de um encontro cósmico. Conforme o psicodramatista Pedro Mascarenhas (2008), Moreno utiliza o termo "utopia" para designar um local inexistente, em contraste crítico com um lugar real. Para aprofundar essa perspectiva, as ideias do cineasta argentino Fernando Birri (*apud* Galeano, 1993) sobre a utopia oferecem um complemento significativo, permitindo explorar esse espaço inexistente, um conceito-espaço que sugere tanto uma crítica às fixações da realidade quanto a possibilidade de criação de novos e múltiplos horizontes de existência:

> Ela está no horizonte, diz Fernando Birri. Eu me aproximo dois passos, ela se afasta dois passos. Eu ando dez passos e o horizonte corre dez passos mais adiante. Por mais longe que eu caminhe, nunca vou alcançá-la. Para que serve a utopia? É para isto que serve: para caminhar. (Galeano, 1993, p. 230, tradução minha).

De certa forma, essa busca pelo lugar utópico nos mantém em constante movimento rumo a uma sociedade mais justa e inclusiva. Contudo, a magia não reside apenas na contemplação da paisagem onde as águas do mar encontram-se com o céu. Ela se acende no corpo e no espírito quando vivemos o encontro cósmico no momento presente, quando sentimos nossa potência criativa de vida manifestando-se em forma de amor e alegria. Esse estado é a utopia ativa, que pulsa para onde há vida. É uma forma de combatermos a narrativa ficcional de que não há saída do modelo socioeconômico que gerencia políticas de morte — ou de que não há futuro diante do colapso climático que enfrentamos. Esquecemo-nos de que muitos modelos sociais já ruíram ao longo da história, e de que o caminhar utópico não é rumo a um lugar inalcançável: ele chega. E, quando chega, não nos paralisa — nos convida a seguir em movimento ou confirma, com a vivência de bons encontros, a escolha da direção.

Especificamente, o Brasil enfrenta uma série de crimes e os efeitos de crises sociopolíticas, emocionais e ambientais,[4] intensificados entre 2016 e 2022. Essa política de morte tornou a caminhada rumo ao horizonte desejado ainda mais árdua e angustiante, enfraquecendo pilares fundamentais da sociedade. Com a ascensão do nazifascismo no Brasil, tornaram-se ainda mais evidentes a falácia da democracia racial e a perpetuação de uma cultura e economia escravagista, reatualizada em nossa contemporaneidade.

Nesse contexto, a ideia do paraíso perdido pode ser ressignificada como um espaço possível de criação de novos mundos, onde pessoas com útero possam viver de forma mais plena e integrada, aproximando-se de sua totalidade. Trata-se de um lugar imaginado sem estigmas, divisões ou preconceitos, no qual essas pessoas estejam libertas das invasões e imposições da colonialidade sobre seus corpos-territórios, reconectando-se com sua espontaneidade e potência criativa.

No documentário *Guerras do Brasil* (2019), a invasão dos colonizadores é apresentada como um dos maiores holocaustos da história. O pensador Ailton Krenak (2022) relata que o território atualmente chamado de Brasil, uma construção colonial, era habitado por mais de mil povos distintos, com línguas e culturas diversas. Segundo o filósofo e historiador, os povos indígenas, inicialmente, demonstraram abertura para integrar seu mundo ao dos colonizadores. Por mais de um século, eles auxiliaram os brancos recém-chegados, que

---

4. De acordo com reportagem do jornalista Herton Escobar (2020), especializado na cobertura de ciência e meio ambiente, publicada pelo *Jornal da USP*, dados de monitoramento via satélite do Instituto Nacional de Pesquisas Espaciais (Inpe), divulgados em 2020, mostraram que a taxa de desmatamento na Amazônia aumentou 34% nos 12 meses anteriores, em comparação com o mesmo período do ano anterior. Esse aumento foi o segundo consecutivo nos primeiros dois anos de gestão do presidente Jair Bolsonaro.

enfrentavam fome, doenças e desconhecimento sobre como viver em um ambiente de floresta.

Conforme as contribuições de Krenak, os colonizadores não buscavam integração, mas sim dominação, escravização dos povos indígenas e imposição de sua cultura europeia. Krenak argumenta que a narrativa falsa de uma convivência pacífica entre esses mundos funciona como uma construção ideológica para perpetuar e justificar os massacres e a opressão, mantendo essas práticas ativas sob novas formas.

É possível afirmar que o genocídio no Brasil teve início em 1530 e permanece até os dias atuais. Durante a ditadura militar, o relatório final da Comissão Nacional da Verdade registrou 8.350 assassinatos de pessoas indígenas, evidenciando que a violência contra os povos originários é uma prática histórica e sistemática. Essa realidade, no entanto, não se limita ao passado. Conflitos envolvendo a demarcação de terras continuam resultando no extermínio de pessoas, frequentemente atribuídos a garimpeiros, produtores rurais e madeireiros. Na esfera política, a bancada ruralista tem desempenhado papel significativo no bloqueio de processos de demarcação e na promoção da exploração irrestrita das terras indígenas, perpetuando essa dinâmica de opressão (*Guerras do Brasil*, 2019).

Essa cristalização histórica de violência evidencia como determinadas criações humanas — como o próprio sistema colonial e suas práticas de extermínio — se fixaram como estruturas duradouras na cultura. Moreno (2008) entendia o universo como uma expressão de criatividade infinita. Nessa concepção, a criatividade sem espontaneidade perde sua vitalidade, tornando-se inerte e estagnada. Algumas criações, no entanto, transcendem seus criadores e se perpetuam na cultura humana, consolidando padrões sociais e comportamentais. Essas criações frequentemente são preservadas e reproduzidas por meio de processos tecnológicos, que contribuem para sua permanência ao longo do tempo.

A perspectiva aristotélica da ciência moderna, que fragmenta as pessoas com útero enquanto idealiza os homens cisgênero, configura uma conserva cultural secular profundamente enraizada no imaginário social brasileiro. Essa lógica histórica reforça desigualdades de raça e gênero, desumanizando e subordinando pessoas com útero — sejam elas trans ou cis — a uma posição de inferioridade em relação aos homens cisgênero, sobretudo brancos e sem deficiência.

Essas ditaduras culturais estão vinculadas à imposição de padrões e valores estrangeiros que, como destacado por Ailton Krenak no documentário *Guerras do Brasil*, têm contribuído para a perpetuação do epistemicídio e extermínio dos povos originários. Essa lógica de dominação colonial se atualiza constantemente, manifestando-se tanto nas normas sociais quanto nas relações de poder, como tragicamente reafirmado pelo genocídio praticado pela polícia contra a população negra e periférica.

A espontaneidade é uma força que se manifesta no aqui e agora. Essa qualidade pode impulsionar o ser humano a responder de forma adequada a situações novas ou a buscar respostas inéditas para contextos já conhecidos. Inerente à condição humana, a espontaneidade precede, do ponto de vista evolutivo, tanto a memória quanto a inteligência, sendo uma qualidade primordial que reflete nossa natureza intrínseca. Ela está profundamente conectada à possibilidade de adaptação e reação instantânea às circunstâncias, promovendo a renovação e a criatividade no viver (Moreno, 2008).

Além disso, a espontaneidade, diferentemente da disciplina ou obediência, está profundamente conectada à resistência e à possibilidade de agir de maneira adequada, em harmonia com as necessidades e os impulsos internos. O termo "adequada", nesse contexto, não se refere à conformidade, mas sim à habilidade de alinhar as demandas internas com o ambiente externo de forma autêntica e genuína. É uma expressão da liberdade interna, permitindo respostas que ressoam com nossa individualidade e nossa autenticidade. Essa qualidade nos conduz a agir de acordo com o que realmente faz sentido para nós, em oposição à submissão passiva às expectativas externas ou às normas sociais impostas.

A palavra "adequada" foi utilizada nos escritos conceituais de Moreno (2008) e tem origem no latim *adequare*, que significa "tornar igual a", derivando de *ad-* ("a") e *aequare* ("igualar"). Curiosamente, a ideia de adequação, associada a ordem, padronização, homogeneização e universalização, está intrincada com o projeto colonialista de monoculturas. Em contraste, a espontaneidade se aproxima do não lugar, da atualização da não forma para a forma — instantes fugazes que nos singularizam e, simultaneamente, nos tornam múltiplas/es/os. É o caos vital para superar uma conserva. Por isso, abraçamos a desordem, a desobediência, a bagunça e a balbúrdia que emergem nos afetos e nos encontros.

Talvez possamos considerar a espontaneidade não como a capacidade de oferecer respostas, mas como a possibilidade de agir de forma criativa, autêntica, questionadora e ecológica diante de situações novas, ou ainda em situações já conhecidas, que nos direcionem para o desconhecido encantamento caótico. O termo "autêntico" traz pistas etimológicas[5] que acrescem a esse conceito. Derivado do latim *authenticus* e do grego *authentikós*, significa "original, genuíno, principal" e tem sua raiz em *authentes*, que remete a "aquele que age por sua conta, por sua própria autoridade". Esse termo combina *auto-* (pronome reflexivo) e *hentes* ("aquele que faz, que age").

Mesmo sendo uma característica universal e presente desde os primórdios da história humana, a espontaneidade é, paradoxalmente, o aspecto menos desenvolvido e mais restringido no contexto das interações e estruturas sociais. Moreno (2008) argumenta que, entre os recursos culturais, a espontaneidade é o mais frequentemente desencorajado e limitado. Essa repressão encontra eco nas violências

---

5. As etimologias foram retiradas do site *Origem da palavra*.

contemporâneas, que podem ser compreendidas como atualizações do projeto colonial, descritas pelo sociólogo Aníbal Quijano (2005) sob o conceito de colonialidade. A colonialidade manifesta-se em ações e sistemas que não apenas reprimem, mas também sufocam a espontaneidade-criatividade, perpetuando opressões estruturais como racismo, sexismo, transfobia, capacitismo e outras formas de discriminação. Essas dinâmicas reforçam conservas culturais que tolhem a liberdade de ser e agir de forma genuína, subtraindo do humano sua potência criativa.

É por meio desse percurso, do levantamento histórico da narrativa hegemônica, que se torna evidente a inter-relação entre o conceito de conserva cultural proposto por Moreno e a ideia de conserva cultural colonial. Essa última abordagem, que mencionei brevemente em outro texto, será aprofundada nas próximas linhas com o intuito de elucidar e identificar como "algumas formas de violência enraizadas em nossa realidade contemporânea" (Vomero, 2022, p. 3) são atualizadas e perpetuadas. Essas violências operam como dispositivos que sustentam uma ordem econômica, emocional, cultural, psicológica e social fundamentada em estruturas herdadas de uma sociedade escravagista. Tal perspectiva reforça a necessidade de desvelar essas dinâmicas e de criar estratégias que questionem e rompam com tais conservas, promovendo novas formas de subjetivação e relação que se afastem dos pilares coloniais que ainda moldam a realidade contemporânea.

Inspiramo-nos na teoria psicodramática para ampliar a compreensão do conceito de conserva cultural, enfocando particularmente os efeitos das invasões coloniais presentes em nossa realidade contemporânea. Ao repensar o conceito de conserva cultural e diferenciá-lo da conserva colonial, busca-se atribuir ao sentido uma direção mais consciente e crítica, que denuncie e aborde as relações de poder contemporâneas, fazendo aportes teóricos para um psicodrama amefricano e abya-yala. Essa abordagem opera na esfera sociopolítica, tanto no nível micro, voltado para as dinâmicas interpessoais, quanto no macro, que abarca estruturas institucionais e outras.

Assim, a noção de conserva colonial é formulada a partir do cruzo entre o conceito de colonialidade de poder, de Quijano (2005), e o de conserva cultural, de Moreno (2008). Essa intersecção permite uma leitura das violências estruturais e simbólicas que sustentam as desigualdades de gênero, raça, classe e outras dimensões da vida social, evidenciando como essas violências são perpetuadas por meio da atualização constante de práticas coloniais, mascaradas como tradições ou normatividades culturais. A proposta é, portanto, expandir o alcance crítico do psicodrama amefricano e abya-yala, integrando uma perspectiva de(s)colonial às suas práticas e reflexões teóricas.

Segundo Moreno (2008), a conserva cultural pode funcionar como um mecanismo disciplinador, perpetuando-se na contemporaneidade através dos dispositivos que dominam a cultura. Ampliando essa noção, a conserva colonial pode ser entendida como o resultado de práticas históricas cristalizadas, com características marcadamente eurocêntricas e coloniais. Essas práticas atuam como um elemento de contenção, restringindo e desencorajando a espontaneidade e a criatividade e interferindo diretamente nas interações afetivas e subjetivas no âmbito microssociológico.

Nesse sentido, busca-se evidenciar o núcleo de violência presente na conserva colonial, cujos impactos são tanto materiais quanto simbólicos. Esse núcleo está profundamente entrelaçado ao capitalismo, à modernidade e à colonialidade, como sugerido por Quijano (2005). Ao introduzir o conceito de conserva colonial, o objetivo é denunciar as dinâmicas opressoras que atravessam as relações sociais contemporâneas e, ao mesmo tempo, refletir sobre caminhos para resistir a essas formas de violência por meio da revitalização da espontaneidade e da criatividade como forças de transmutação.

O ápice da espontaneidade-criatividade desencorajada em pessoas com útero é tragicamente evidenciado nos altos índices de violência letal que acometem mulheres cisgênero, pessoas transgênero e pessoas intersexo, resultando em feminicídio, transfobia e intersexofobia. Mesmo diante dessa realidade devastadora — de acordo com o dossiê da Associação Nacional de Travestis e Transsexuais (2025), o Brasil, pelo 16º ano consecutivo, é o país que mais assassina pessoas trans no mundo —, grupos que se identificam como feministas frequentemente ignoram ou minimizam a intersecção entre machismo e misoginia, que afeta de maneira cruel e letal a vida de travestis e mulheres trans. Essa negligência reflete a perpetuação de uma lógica excludente que reforça estruturas opressoras, em vez de combatê-las. Reconhecer a profundidade e a complexidade dessas violências e seu caráter ficcional para fins de dominação é importante para ampliar as estratégias de enfrentamento e promover uma sociedade mais inclusiva e equitativa.

Essa racionalidade excludente compõe o projeto de política de morte que dá continuidade às estruturas coloniais. Seguindo a análise de Aníbal Quijano sobre a colonialidade do poder, a feminista decolonial Maria Lugones (2014) introduz a crítica à colonialidade de gênero. Sua intenção não é apenas nomear uma classificação de povos sob as lentes da colonialidade do poder e do gênero, mas, sobretudo, evidenciar o processo ativo de redução das pessoas — a desumanização que as torna aptas à classificação. Trata-se de um processo que investe na construção de subjetividades colonizadas, marcadas pela negação da humanidade. Para Lugones, o gênero, tal como o conhecemos, é uma imposição colonial: um sistema que produz dicotomias hierárquicas entre vidas, operando como instrumento de dominação e apagamento das existências dissidentes.

É a partir desse bom encontro que lanço, no livro *Sexualidades, corpos e poder — Desobediências criadoras*, o conceito de conserva corporal (Vomero, 2024). Toda violência sobre o corpo-território constitui exercícios de poder que, ao mesmo tempo que se atualizam, permanecem ancorados em conservas coloniais e corporais, garantindo que suas estruturas não sejam abaladas. A conserva corporal opera para marcar, controlar, regular e normalizar o corpo, assegurando que ele se mantenha disciplinado, funcional e submetido às lógicas de utilidade exigidas pelo cistema.

Coinconciente colonizado: dispositivo para a manutenção do pacto narcísico da branquitude

De acordo com o psicodramatista Sérgio Perazzo (2018), a realidade e a fantasia coexistem de maneira contínua na experiência humana, formando uma relação intrínseca e dinâmica. A realidade, tal como é entendida, está conectada ao ambiente cotidiano compartilhado por todos, mas é igualmente atravessada pela subjetividade de cada indivíduo. Essa subjetividade promove constantes transformações na percepção da realidade, influenciadas pela imaginação e pela fantasia, que operam como forças criativas e interpretativas do mundo.

Com o colonialismo e devido à predominância de homens brancos, cisgênero, heterossexuais, sem deficiência e cristãos em posições de poder e liderança, a realidade brasileira, em um contexto macrossociológico, é amplamente moldada pelas subjetividades e perspectivas desse grupo. Nesse cenário, as imaginações e fantasias desses indivíduos não apenas refletem, mas também influenciam significativamente as dinâmicas sociais, políticas e culturais do país, perpetuando estruturas de poder que favorecem a manutenção de privilégios e exclusões.

Assim, pode-se considerar a existência de uma realidade narcísica e imatura, em que a fantasia do grupo dominante ocupa um papel central na definição de leis e normas sociais. Essas diretrizes frequentemente servem para proteger esse grupo das ameaças associadas à possibilidade de frustração, em particular no que diz respeito à perda de seu lugar de poder e de uma suposta ordem social. Essa fantasia se materializa em uma sensação de superioridade, que sustenta e legitima ações invasivas e violentas, apresentadas como adequadas e necessárias e/ou naturalizadas.

A psicóloga Maria Cida Bento (2002) contribui com uma análise mais aprofundada do contexto social brasileiro ao introduzir o conceito de pacto narcísico da branquitude. Esse termo refere-se a uma aliança consolidada que visa garantir a manutenção de um grupo específico nos espaços de poder. Para a autora, o pacto narcísico da branquitude opera por meio da negação ou minimização dos problemas relacionados ao racismo, com o objetivo de preservar os privilégios raciais historicamente atribuídos às pessoas brancas. Essa dinâmica reforça estruturas de desigualdade, ao mesmo tempo que invisibiliza os impactos do racismo na sociedade.

É possível compreender que o medo do indivíduo branco frente à possibilidade de perder seus privilégios, aliado ao receio de ser responsabilizado pelas desigualdades raciais, constitui a base psicológica que sustenta a projeção negativa do branco sobre o negro. Esse mecanismo, descrito por Bento (2002), reforça a ideia do negro como um "outro" inferior, consolidando, por oposição, a percepção do branco como superior.

Pode-se refletir, a partir da análise crítica da psicóloga Cida Bento, que o pacto narcísico da branquitude opera silenciando, homogeneizando e excluindo todas as formas de vida que divergem do ideal imaginário de superioridade e suposta perfeição. Essa aliança entre iguais se mostra imprescindível para a perpetuação das conservas coloniais no presente, garantindo a permanência de determinados grupos — majoritariamente homens cisgênero brancos — nos espaços de poder. O grupo dominante permanece incapaz de realizar, de forma genuína, o reconhecimento do eu e do outro, pois está aprisionado em sua própria ideia e imagem-espelho, marcada por um euísmo narcísico (Vomero, 2022).

Para aprofundar a reflexão sobre as influências tangíveis exercidas pelo grupo que detém a supremacia nas decisões legais no território brasileiro, é importante compreender o conceito de grupo no psicodrama. De acordo com Maria da Penha Nery (2010), um grupo é constituído por um conjunto de pessoas interligadas por papéis e objetivos sociais compartilhados — indivíduos cujos estados coconsciente e coinconsciente contribuem para a formação de padrões e dinâmicas relacionais específicas.

Com base nas ideias da autora mencionada, as experiências em grupo oferecem oportunidades para vivenciar processos identitários, conflitos emocionais e dinâmicas de poder. Desde o período intrauterino, antes mesmo do pleno crescimento dos bebês, os fetos já começam a pertencer a grupos, identidades e culturas específicas. Nery (2010) destaca que as pessoas fazem parte de determinados grupos e experimentam suas identidades dentro desses contextos, encontrando uma "unidade", ou seja, um estado de indiferenciação. A autora também compreende que os grupos se subdividem e se distinguem, tanto internamente quanto em relação a outros grupos, reconfigurando suas identidades em função das ideologias, culturas e instituições presentes na sociedade. Estudar a concepção de grupo implica compreender suas dinâmicas de poder e os conflitos que emergem nos estados coinconscientes. À medida que os aspectos relacionais entre grupos se tornam mais evidentes, a afetividade entre eles assume protagonismo, influenciando suas interações. Nesse contexto, os grupos podem optar por cooperar ou competir, utilizando e exercendo seu poder.

De acordo com Moreno (1972), a competição entre indivíduos e grupos é moldada por correntes afetivas, que estruturam a hierarquia socionômica. Dessa forma, aqueles que se mostram menos atraentes entre si podem recorrer à força ou a recursos externos para alcançar o que não conseguem por meio de atratividade ou habilidades espontâneas. Nas interações dentro de um grupo ou nas relações intergrupais, os papéis sociais expressam subjetividades permeadas por conteúdos coletivos. É substancial que esses conteúdos se tornem cada vez mais conscientes e criticados, a fim de evitar que promovam alienação, seja de si mesma/e/o ou de outrem.

Essa concepção indica que a sociatria, entendida como o tratamento e o cuidado dos grupos, dedica-se a elucidar e facilitar a transmutação das relações humanas. Esse trabalho abrange tanto a dimensão individual quanto as tensões nas relações interpessoais, além de englobar as produções de sentido, os desejos, os exercícios de poder e os fenômenos intergrupais relacionados aos marcadores sociais de gênero, orientação sexual, raça e classe.

Para facilitar a análise de ações específicas de um grupo ou das lógicas coloniais de atuação (Oliveira, 2024) que orientam sua conduta, propõe-se que o grupo seja compreendido como um "corpo único" — uma entidade unificada composta de indivíduos que compartilham papéis sociais, processos identitários, identificações e objetivos sociais.

A partir das reflexões compartilhadas pelo psicodramatista guarani nhandeva Paulo Karaí Xondaro de Oliveira (2024), as lógicas coloniais de atuação operam como sistemas que legitimam o individualismo nas relações humanas e sustentam opressões como racismo, homofobia e capacitismo. Tais lógicas instauram um padrão violento de exclusão e incompreensão em relação a existências que divergem das normas por elas impostas. Além disso, essas dinâmicas reatualizadas pelas conservas coloniais moldam o ambiente social, restringindo a espontaneidade e a criatividade das interações e, assim, influenciando o contexto coletivo antes mesmo de se manifestarem sintomas ou sofrimentos individuais.

Neste momento, o foco da análise recai sobre essa "unidade corpórea" — também construída por pactos narcísicos —, composta predominantemente por homens cisgênero, brancos, heterossexuais, sem deficiência e cristãos, que usufruem de proteção, acesso e garantia de privilégios, bem como da ocupação de posições de poder na sociedade.

Nos diferentes papéis sociais, as lógicas afetivas de conduta — conceito que fundamenta a criação do termo "lógicas coloniais de atuação" — manifestam-se, sendo regidas não apenas por aspectos culturais, mas também por direcionamentos, intenções e motivações subjacentes às ações. Segundo Nery (2010), essas lógicas atuam como respostas afetivas em busca de equilíbrio psíquico, seja na tentativa de conquistar amor, no medo de perdê-lo ou na expressão de agressividade diante da ausência desse afeto.

Na cultura ocidental/brasileira, identificam-se lógicas coloniais de atuação recorrentes em diferentes grupos sociais, como: "mulher que não for obediente não receberá atenção"; "se homem demonstrar fraqueza, não será aceito"; "se tiver um corpo magro, será amado"; "se alcançar sucesso ou poder, será admirado". De acordo com Nery (2010), essas lógicas configuram-se como defesas relacionais, expressando, nos vínculos interpessoais, transferências afetivas que se estendem por meio do efeito "cacho de papéis" para outros papéis sociais.

As lógicas coloniais de atuação, quando orientadas para ações não espontâneas e produtoras de relações transferenciais, estruturam comportamentos conservadores. Um exemplo marcante disso está no corpo dominante do país, descrito como uma "unidade corpórea", que inclui, por exemplo, o bolsonarismo. Esse corpo dominante manifesta, em sua estrutura relacional, ideologias que buscam silenciar e anular grupos sociais específicos, como pessoas LGBTQIA+, indígenas, negras e periféricas.

As ideologias são reforçadas pela conserva colonial, que sustenta uma existência onipresente, onipotente e onisciente. Esse reforço perpetua as características atribuídas ao homem-grupo aqui analisado: viril, poderoso, violento, forte, potente e imune a vulnerabilidades. Esse fenômeno pode ser compreendido como um delírio de superioridade cis branca, evidenciado pela proteção contínua oferecida por leis e pela forma como a fantasia desse grupo permeia esse e outros domínios de poder.

Entretanto, a conserva colonial constrói um contrapapel em relação à "unidade corpórea", representando, de forma generalizada, as mulheres — sobretudo mulheres cis brancas — como frágeis, dóceis, instáveis, emocionais, recatadas, voltadas para o lar e afetuosas. Essas ideologias e crenças, que integram as relações de poder na sociedade, promovem lógicas coloniais de atuação que acarretam graves sofrimentos sociais e psicológicos.

As características dos papéis colonizados — que incorporam a dimensão histórica do capitalismo, da modernidade e da colonialidade, influenciando diretamente os papéis sociais desempenhados no presente (Vomero, 2024) — moldam as lógicas coloniais de atuação. Nesse contexto, as ações do grupo dominante, que subjugam, humilham e, em alguns casos, perpetram violência letal contra pessoas com útero, são reforçadas por características transfóbicas, misóginas, apáticas, prepotentes e soberbas. Assim, torna-se imprescindível problematizar as conservas coloniais, visando alternativas que promovam a libertação das pessoas com útero do sofrimento, da opressão e da alienação, e permitindo que cada um de nós seja protagonista de sua própria história.

Brasil: uma invenção colonial

A realidade brasileira testemunhou o fortalecimento de um cenário conservador. Entre 2018 e 2022, o país foi governado por um presidente descomprometido com o processo de expansão da tele e da sensibilidade social. O conceito de tele refere-se às relações télicas, que ocorrem no plano social baseadas na reciprocidade empática — o que denominamos encontro télico/cósmico. Contudo, durante o mandato do ex-presidente, o oposto foi evidenciado: uma abordagem autoritária, que buscava controlar e manipular os rumos da população brasileira, negligenciando a promoção da autonomia individual e coletiva — sobretudo de pessoas indígenas, pobres, negras, com deficiência, LGBTQIA+ e mulheres.

Esse cenário resultou em tragédias. A má gestão da pandemia, marcada por uma postura negacionista e antivacina, culminou na perda de milhares de vidas. Essa política de morte (necropolítica) reflete uma herança de racismo científico disfarçada de ciência eugenista, que se embasava na sobrevivência dos mais "fortes". Segundo o Conselho Nacional de Saúde (2021), as pessoas negras morreram cinco vezes mais por complicações da covid-19 em comparação com as pessoas brancas. Para o filósofo Achille Mbembe (2018), a necropolítica é o exercício de poder que decide quem pode viver e quem deve morrer. Nesse contexto, o "corpo matável" é aquele constantemente ameaçado, sob risco permanente de morte — a cada quatro horas, uma pessoa negra é morta por policiais no Brasil (Boeckel, 2023).

Essa lógica colonial de atuação não é apenas individual, mas sim sustentada por forças coletivas reacionárias, como o bolsonarismo, que operam para consolidar e perpetuar hierarquias sociais, marginalizando determinadas existências. Segundo uma perspectiva socionômica, as responsabilidades de um líder grupal incluem: promover a inclusão dos excluídos no grupo, democratizar o exercício do poder, auxiliar os membros a enfrentar os conflitos e fomentar o trabalho em equipe em prol do bem-estar coletivo (Nery, 2010). Ao se distanciar dessas funções primordiais, o ex-presidente reforçou a exclusão e a hierarquização das relações sociais, perpetuando desigualdades e privilégios que beneficiam apenas uma parcela específica da população.

O pacto da branquitude narcísica, sustentado pela conserva colonial, pavimentou o caminho para a ascensão de um presidente que manifestava abertamente discursos racistas e misóginos. Em 2014, ao proferir a uma colega deputada que ela "não merecia ser estuprada", Jair Bolsonaro evidenciou a profundidade de sua aliança com a cultura cis-heterocolonial capitalista. Essa ideologia permeou suas declarações e ações ao longo de seu mandato como suposto representante do povo, revelando uma visão depreciativa sobre pessoas com útero. Um exemplo disso foi seu infeliz relato sobre considerar ter "fraquejado" por ocasião da concepção de sua filha mulher, apresentando a ideia de que o valor das mulheres estaria subordinado a padrões machistas.

As estatísticas são alarmantes: segundo o Anuário Brasileiro de Segurança Pública, no primeiro semestre de 2020, os casos de feminicídio no Brasil aumentaram quase 2%, totalizando 648 registros. Em São Paulo, durante os meses mais críticos da pandemia, o número de mulheres assassinadas por parceiros ou ex-parceiros cresceu 41,4% (Alessi, 2020). Complementando esses dados, a reportagem "Um vírus e duas guerras: uma mulher é morta a cada 9 horas durante a pandemia no Brasil" (Uma mulher..., 2020) evidencia o impacto dessa realidade, que afetou profundamente quase toda a sociedade brasileira no período da pandemia de covid-19.

São dados que escancaram a brutalidade da violência de gênero no território forjado chamado Brasil, contaminando e deteriorando as relações espontâneas e afetivas, aproveitando-se de tempos de "crise" para instaurar políticas de morte que capturam as pessoas pelo medo — como se o capitalismo não produzisse racionalmente esses períodos de colapso. Segundo Moreno (2008), uma parcela significativa das psicopatologias e sociopatologias humanas está relacionada à falta de ações espontâneas. Em sua obra *Quem sobreviverá?*, ele questiona por que a espontaneidade, vital para a existência humana, é tão pouco vivenciada nas trocas afetivas. Moreno sugere que, assim como os ancestrais temiam o fogo até aprenderem a dominá-lo, os seres humanos também têm receio da espontaneidade. De forma análoga, os homens cisgênero podem temer a democratização da espontaneidade, receosos de perder seus privilégios e seu status hierárquico. Esse temor contribui para o controle e a manipulação dos mistérios dos corpos férteis, perpetuando as estruturas conservadoras que sustentam o *status quo*.

A reflexão proposta encontra eco nos trajetos percorridos por diversas áreas de conhecimento e poder, como a filosofia, a medicina, a religião e os sistemas judiciais, que historicamente contribuíram para a exclusão de indivíduos que fogem ao padrão corponormativo. Essas estruturas frequentemente reforçaram normas e valores que marginalizam diferenças, pregando uma monocultura de corpos e identidades.

Embora Moreno (2008) afirme que somente os seres espontâneos e criativos sobreviverão, a realidade brasileira apresenta uma contradição inquietante. O cenário nacional, marcado por desigualdades estruturais, opressões históricas e conservas coloniais, parece favorecer aqueles que operam na rigidez da manutenção do poder, enquanto relega à margem os grupos que representam diversidade e inovação. Isso revela a necessidade urgente de transmutar as lógicas coloniais de atuação que sustentam essas exclusões, promovendo espaços onde a espontaneidade e a criatividade possam florescer de forma equitativa.

O Estado, concebido como uma extensão da "unidade corpórea", desempenha papel fundamental na perpetuação das dinâmicas de exclusão e violência contra grupos marginalizados, restringindo sua espontaneidade e, em casos extremos, contribuindo para sua eliminação física ou simbólica. Aquelas/es que vivem sob essas restrições frequentemente enfrentam o abandono do Estado, que se torna cúmplice de sua marginalização.

Um exemplo significativo foi a intervenção feminista realizada em 2019, em Porto Alegre, inspirada numa performance feminista chilena. Essa intervenção denunciava abusos sexuais cometidos por policiais contra mulheres manifestantes, destacando a cumplicidade das instituições estatais na manutenção da opressão. Os versos da música performada ressoavam como um grito de resistência e denúncia: *"Estuprador és tu. É a polícia. Os juízes. O Estado. O presidente. O Estado opressor é o macho estuprador"* ('Um estuprador..., 2019). Essa performance explicitava a violência institucionalizada, revelando o papel ativo do Estado na reprodução de desigualdades e opressões de gênero e questionando sua função de proteção e justiça.

Considerando que o Brasil está imerso em um cistema mantido pelo pacto narcísico da branquitude, este dificulta transformações genuínas na sociedade. Nesse cenário, as respostas às demandas por mudanças estão enraizadas em conservas coloniais e pautadas por lógicas coloniais de atuação que mantêm o *status quo*.

Essa configuração favorece não o ser espontâneo, mas o praticante do espontaneísmo. Este, em vez de canalizar a espontaneidade para ações conscientes e transformadoras, manifesta comportamentos impulsivos e desprovidos de profundidade reflexiva, sustentando padrões patológicos. O espontaneísmo pode, então, ser compreendido como uma patologia da espontaneidade, já que reduz a potência criativa a um movimento reativo, alheio às possibilidades de emancipação coletiva. Desse modo, torna-se imperativo buscar formas de resgatar a espontaneidade-criatividade como força de transformação social.

O espontaneísmo, propagado pelas relações de poder, torna-se um mecanismo de manutenção de vínculos superficiais e insensíveis. Em tempos de pós-verdade, a circulação de notícias falsas e a disseminação do ódio ilustram esse fenômeno, contribuindo para a fragmentação dos laços sociais. Essas dinâmicas estão intrinsecamente ligadas às patologias da tele, como descritas por Moreno (2008), que define as relações transferenciais como fatores que promovem dissociação e desintegração dos grupos sociais. Nesse sentido, as transferências intensificam o distanciamento e a polarização. A superação desse estado exige uma crítica profunda às estruturas de poder que perpetuam a alienação e o resgate de práticas que promovam vínculos genuínos, aproximados por empatia e sensibilidade.

Reflorestar o psicodrama

Tanto a tele quanto a empatia são habilidades que podem ser expandidas. Enquanto a tele se fortalece, é possível, simultaneamente, diminuir o campo das transferências que limitam as relações. Segundo Moreno (2008), a empatia não exige reciprocidade; ela pode emergir até mesmo diante de uma obra de arte. Já a tele envolve uma troca: a habilidade das pessoas de se sensibilizarem e compreenderem mutuamente as perspectivas e emoções umas das outras.

Uma técnica psicodramática importante para a sensibilização da tele é a inversão de papéis, um exercício que convida cada pessoa a ocupar o lugar da outra. Essa prática não só amplia o horizonte da compreensão mútua como também tece uma conexão profunda, que transcende as barreiras das resistências e das distâncias impostas pela falta de diálogo e reconhecimento.

De acordo com a psicodramatista Rosa Cukier (2018), a inversão de papéis é uma técnica do psicodrama que permite ao protagonista compreender e se sensibilizar com as percepções, emoções e opiniões da pessoa cujo lugar assume ou com quem troca de posição. O método socioterapêutico do psicodrama, aliado às suas técnicas, pode abrir caminhos para o reencantamento, facilitando a expansão da tele e da sensibilidade nas relações sociais. Nesse reencantamento, vivenciado como um encontro cósmico, ocorre a libertação da espontaneidade e da criatividade, rompendo com os desencantos da lógica hegemônica.

A técnica da inversão de papéis pode se tornar opressiva quando o/e/a diretor/e/a a emprega de forma coercitiva, como ao tentar induzir a vítima ou a pessoa acompanhada em sessão a perdoar o agressor. No entanto, considerando que o psicodrama é mais do que um método — é uma filosofia e uma epistemologia —, o uso de suas técnicas para a manutenção da ordem estabelecida revela uma prática que não pode ser genuinamente chamada de psicodrama, que chamarei de *não psicodrama*.[6] Essa abordagem não apenas desconsidera o sofrimento da vítima, mas também impede sua expressão legítima e seu potencial transformador.

Moreno (2008) argumenta que os papéis sociais resultam da interação entre elementos coletivos e individuais. O aspecto coletivo reflete as expectativas sociais acerca de como determinado papel deve ser desempenhado, enquanto o aspecto individual corresponde à maneira singular como cada pessoa vivencia e expressa esse papel, incluindo suas emoções e seus desejos particulares. Assim, para cada papel, existe uma expectativa social sobre seu desempenho; entretanto, a forma como uma pessoa específica desempenha esse papel pode diferir do que é socialmente esperado.

Outra manifestação de um *não psicodrama* ocorre quando ele é instrumentalizado para reforçar a opressão e se transformar em uma extensão do discurso hegemônico, especialmente na ausência de uma análise crítica da realidade social. Essa distorção pode se manifestar tanto na aplicação prática do método quanto na interpretação de suas teorias, como no uso de elementos coletivos e individuais dos papéis sociais. Centrar-se exclusivamente nas expectativas relacionadas ao papel social da mulher na sociedade pode levar à generalização dessa identidade de gênero, ignorando as nuances e desigualdades entre mulheres: trans, cisgênero, lésbicas, bissexuais, brancas, negras, indígenas, com deficiência, travestis. Além disso, tal abordagem desconsidera as barreiras únicas enfrentadas por cada mulher no desempenho de seu papel, sobretudo em um contexto cis-heterocolonial e capitalista, que desencoraja a espontaneidade.

---

6. O *não psicodrama* não está sendo pensado como a negação da existência do método ou do papel de psicodramatista, mas como uma ação praticada por diretores que vão contra a nossa filosofia, o que não é difícil quando o imaginário e o coinconsciente estão colonizados.

Ao generalizar e forçar a inclusão de todas as mulheres em um único molde, ou intervenção, *não psicodramatistas* correm o risco de reforçar as conservas coloniais. Essa prática enquadra a noção de mulher em um discurso hegemônico herdado da era clássica, período em que foram estabelecidas as diferenças entre os órgãos sexuais masculinos e os femininos, fundamentos para a construção dos papéis sociais de gênero. Esses papéis binários foram consolidados durante a Idade Média e, por meio dos papéis colonizados (Vomero, 2024), continuam perpetuando violências.

Ao empregar o conceito de papel atribuído à mulher sob uma compreensão universalizada, *não psicodramatistas* podem acreditar estar se baseando em um critério social — o papel social da mulher —, mas, na realidade, acabam por adotar uma abordagem biologista e binária. Compreender a fusão entre os elementos individuais e os coletivos do papel significa reconhecer o lugar social que uma mulher ocupa e a partir do qual ela fala, conforme destacado por Djamila Ribeiro (2019). É de responsabilidade teórica de psicodramatistas reconhecer o contexto social da pessoa com quem está trabalhando. Caso contrário, agirá dentro de um movimento que se alinha ao pacto narcísico da branquitude, em desacordo com a revolução criadora e as transformações coletivas inclusivas propostas por Moreno.

Não psicodramatistas podem reproduzir as conservas do contexto social no contexto dramático ao ignorar as normas sociais violentas que sustentam a realidade da branquitude perversa. O contexto social abrange características antropológicas, culturais, econômicas e políticas que moldam a vivência das pessoas. Quando *não psicodramatistas* negam o lugar de fala da pessoa ou da mulher, universalizando sua categoria de gênero (além de outros marcadores, como orientação sexual), tornam-se cúmplices das leis, normas e regras que disciplinam uma realidade social segregadora, perpetuando as relações de poder e a tirania da cis-heterocolonialidade.

O método sociopsicodramático, idealizado inicialmente para fomentar transformações coletivas inclusivas, pode, inadvertidamente, ser deslocado para fins de regulação e alienação, tanto no nível individual quanto no social. Na pesquisa "Possibilidades psicodramáticas de resistência ao fascismo contemporâneo", Érico Vieira (2020) pontua que o psicodrama, enquanto método, tem o potencial de viabilizar a transformação e a libertação social frente a forças opressoras.

Para complementar a discussão sobre o movimento de psicodramatistas que inadvertidamente contribuem para a perpetuação da narrativa hegemônica, me inspiro na reflexão de Vieira (2020) sobre a importância de uma análise crítica e questionadora, tanto em relação à influência da concepção fascista no mundo quanto às contradições presentes na própria comunidade psicodramática. Ilustrando essa problemática, podemos seguir por um questionamento didático: o que é esperado coletivamente do papel social de uma mulher negra ao entrar em uma loja? Seu desempenho individual pode ser desencorajado quando ela é equivocadamente confundida com uma vendedora, suspeita de furto ou ignorada pelo atendente, que, de maneira racista, presume que ela não tem condições financeiras para adquirir os produtos.

Como os diagnósticos micro e macrorrelacionais sobre LGBTfobia e racismo são realizados por psicodramatistas? Considerando que as escolhas sociométricas, como a repulsa, são frequentemente influenciadas por fluxos no nível do coinconsciente — e muitas vezes de forma sutil —, psicoterapeutas desprovidos de letramento crítico podem ser moldados por uma mentalidade neoliberal, mercantil, individualista e rotuladora. Conforme discuti em outro texto, nosso coinconsciente está colonizado, e é nesse nível que o racismo e a LGBTfobia também operam, dificultando a compreensão de uma realidade permeada por essas violências (Vomero, 2024). Assim, experiências de opressão acabam sendo erroneamente diagnosticadas como crises de ansiedade, persecutoriedade ou outros rótulos, ofuscando as causas estruturais e sociais subjacentes.

O que se espera coletivamente de pessoas com útero? Universalizar a ideia de que todas as pessoas com útero são mulheres ou devem ter filhos, além de ser transfóbico e machista, perpetua as violências enraizadas nas tradições coloniais. Ao abordar os aspectos coletivos e individuais do papel social, torna-se imprescindível questionar, ouvir e compreender os processos de pertencimento aos grupos sociais dos quais essas pessoas fazem parte. Incorporar autoras, autores e conceitos aos estudos do psicodrama facilita o reconhecimento da teoria e do método como prática anticolonial, antirracista e antiepistemicida. Isso abre caminhos para reciclar, ampliar e aprofundar a compreensão moreniana, oferecendo novas perspectivas que contemplem a pluralidade e a complexidade das vivências humanas.

Para além do conceito de lugar de fala, o conceito de interseccionalidade não apenas auxilia, mas também potencializa o psicodrama como caminho para a libertação das opressões impostas pela cis-heterocolonialidade capitalista. De acordo com a pesquisadora Carla Akotirene (2020), a interseccionalidade estimula o pensamento complexo, fomenta a criatividade e previne a reprodução de novos essencialismos. Para a autora, sua função não é hierarquizar opressões, mas questionar o que será feito politicamente com a matriz de opressão que produz diferenças, compreendendo-as como construções identitárias.

> A interseccionalidade nos permite partir da avenida estruturada pelo racismo, capitalismo, e cis-heteropatriarcado, em seus múltiplos trânsitos, para revelar quais são as pessoas realmente acidentadas pela matriz de opressões. É imprescindível, insisto, utilizar analiticamente todos os sentidos para compreendermos as mulheres negras e "mulheres de cor" na diversidade de gênero,

sexualidade, classe, geografias corporificadas e marcações subjetivas. (Akotirene, 2020, p. 47-48)

Moreno não trabalhou explicitamente com os marcadores sociais, mas seus esforços políticos sempre buscaram, de alguma forma, fertilizar territórios para que o encontro cósmico se traduzisse em vivência mundana. Sua atuação, muitas vezes desviante, propunha formas de trabalhar com grupos de diferentes classes, raças, geografias e gêneros, facilitando a familiarização com os sentimentos e as emoções uns dos outros. Esse movimento buscava a sensibilização e a expansão da tele nas diferenças.

> Em meio à guerra fria psicológica, que dividiu e enfraqueceu as forças criativas de nossa época, a filosofia psicodramática apareceu por volta de 1920, invertendo os valores psicanalíticos e proporcionando uma ancoragem positiva para as forças criativas anárquicas desorientadas. Primeiro, ao declarar normal o patológico e proporcionar a todas as formas de comportamento patológico um mundo *sui generis*, simplesmente dando ao venerável teatro um viés psiquiátrico, na forma de drama terapêutico. Em segundo lugar, proporcionando a todas as formas de existência subjetiva, inclusive a profética e desviante, um lugar onde pudessem se realizar e quem sabe até transformar-se, livres das restrições da cultura dominante. Terceiro, preparando o caminho para uma comunidade terapêutica na qual o profeta e o desviante encontrassem um tratamento melhor e uma compreensão mais profunda, que contribuísse dessa forma para sua plena produtividade. (Moreno e Moreno, 2014, p. 283)

O descaminho percorrido até aqui nos ajuda a compreender como as invasões nos corpos-territórios resultaram em cisões e na produção de monoculturas, assim como na homogeneização e universalização do pensamento, do solo e das formas de nos relacionarmos com o meio. Para resgatar a espontaneidade e a criatividade de pessoas com útero, precisamos superar as camadas opressoras da cis-heterocolonialidade, que historicamente reprimem e aprisionam o corpo e as emoções. Esse processo de pulsão de vida possibilitará uma reconexão e um reencantamento com a experiência corpórea mais próxima de sua totalidade.

De acordo com Rufino (2019), refletir sobre a linguagem em busca de alternativas que transgridam a colonialidade nos impulsiona a explorar áreas de produção de conhecimento ainda pouco reconhecidas. O pesquisador destaca que, embora existam esforços para abrir espaço a outras perspectivas epistemológicas e filosóficas, persistem desafios e desigualdades em estabelecer relações horizontais entre o cânone moderno ocidental e outras formas possíveis de saber. Nesse contexto, cabe cismarmos com as respostas dominantes, considerando que muitos dos conhecimentos baseados no discurso científico moderno são restritos a visões etnocêntricas.

É nessa antilógica de cismar, invocando o corpo, as emoções, a magia e o inimaginável, que, da insatisfação com respostas superficiais sobre menstruação e os caminhos universais da medicina no tratamento do útero e dos ovários, somada a uma frequência significativa de relatos clínicos envolvendo disfunções ginecológicas, emergiram questionamentos outros que abriram espaço para a regeneração de novos campos de estudo e intervenção que se aproximem de uma prática mais ecológica e transmutadora.

Uterodrama: rumo ao reencantamento e à alegria das corpas

O uterodrama pode ser entendido como um método inserido no âmbito do psicodrama, metodologia científica que se dedica à pesquisa por meio da ação. Para Moreno (1975), embora a observação e a análise sejam vias importantes para alcançar resultados em intervenções grupais e/ou no contexto bipessoal, essas ferramentas tornam-se insuficientes para explorar as características mais complexas das relações interpessoais e interculturais. Nesse sentido, ele propõe o método de ação profunda. Para o autor, o método dramático é capaz de, simultaneamente, investigar e tratar os conflitos advindos das diferenças socioculturais nas relações interpessoais, além de facilitar a compreensão e a mudança de atitude entre pessoas de diferentes culturas, por meio da experimentação — ou do teatro terapêutico.

Moreno criou as técnicas do psicodrama e se dedicou a ensiná-las aos seus aprendizes. Hoje, um excelente recurso para o aprendizado das técnicas é o canal do YouTube do psicodramatista Sérgio Guimarães, que generosamente nos oferece valiosas contribuições por meio de seus vídeos. Essas técnicas facilitam e organizam nosso trabalho, como também integram o corpo como uma tela infinita de possibilidades artísticas. O corpo, com suas marcas e histórias, nos possibilita não apenas recriar ou recontar narrativas, mas também plantar sementes em experiências de vida de outrora que, por algum motivo, não foram cultivadas, deixando ali apenas o buraco. Essa capacidade de ser nossa própria jardineira permite expandir formas de pensar, agir e sentir. É uma oportunidade de expandir nossa autonomia, descolonizar o corpo-território e experimentar maneiras de existir que transcendem a monocultura dos afetos (Núñez, 2021). Assim, ao incorporar a dimensão da ação, o psicodrama emerge como uma terapia que integra a corporeidade ao seu campo de intervenção, promovendo transformação e reconexão.

Na teoria moreniana, o corpo é político e, conforme Naffah Neto (1997), é considerado o núcleo da espontaneidade e da criatividade, localizado como um espaço infinito de revelação e recriação da própria existência. É por meio da corporeidade que a pessoa assume a responsabilidade de redefinir e reencontrar o sentido de sua vida. Para Naffah Neto, o corpo não deve ser entendido como um corpo-objeto, passivo diante das manipulações da/e/o terapeuta, nem submetido a técnicas que o enquadrem em uma realidade social desprovida de críticas.

É nesse terreno psicodramático, que reconhece o corpo como uma potência para a descoberta de si mesma/e/o, aliado à compreensão da necessidade de superar as conservas coloniais — presentes na cultura, no corpo ou no útero —, que emerge o uterodrama como método. Trata-se de uma abordagem que transforma o útero e/ou os ovários em personagens, em um palco ou espaço psicodramático específico, onde a/e/o protagonista vivencia seu drama.

Pessoas que passaram por procedimentos cirúrgicos, como ovariotomia ou histerectomia, também podem vivenciar o uterodrama. Esse método possibilita elaborar o luto pela perda de uma parte do corpo ou explorar outras demandas específicas relacionadas à queixa trazida ao espaço clínico. Esta é a potência do psicodrama: no "como se", são esmiuçados as relações e os sentimentos das vivências reais, abandonando, ainda que momentaneamente, a rigidez da lógica para abrir espaço ao processo de amplificação da espontaneidade e da criatividade.

O uterodrama se nutre de diversas técnicas e métodos do psicodrama, ampliando seu campo de ação ao se alicerçar também em uma teoria crítica e no resgate de uma memória ancestral. Essa base sustenta a legitimidade do método e reforça sua importância no processo de libertar o útero e os ovários de discursos de controle e patologização. Seu ofício é permitir que esse corpo vivencie uma experiência mais integrada e próxima de sua totalidade, superando estigmas e preconceitos.

O uterodrama emerge do combate à hegemonia e do interesse na pesquisa sobre o corpo e o útero, com o propósito de reflorestar o corpo-território e cicatrizar as dores provocadas pelo aborto, pelas doenças ginecológicas tratadas com descaso, pela cólica normalizada e pela menstruação reduzida ao tabu. Inspirado nas queixas físicas recorrentes no espaço clínico, o uterodrama também confronta o imaginário colonial, buscando desmistificá-lo para encorajar a autonomia e a livre expressão de cada corpo. Trata-se de uma prática com compromisso ético-político, que visa aproximar pessoas com útero das vivências do paraíso perdido moreniano. Por meio do método de ação profunda, o uterodrama propõe superar a lógica hegemônica que segrega e inferioriza corpos que sangram.

Para aplicar o uterodrama, é fundamental compreender as necessidades específicas do contexto social, grupal e dramático da pessoa acompanhada, integrando suas particularidades às críticas relacionadas a seus papéis históricos e sociais. A prática busca superar as heranças coloniais por meio de um processo de descolonização do útero-corpo-emoção-percepção, desbloqueando a espontaneidade e a criatividade. Contudo, para que essa descolonização seja eficaz, é indispensável que a/e/o profissional também se comprometa com descolonizar sua própria prática, sua escuta, seus afetos e seu corpo. Esse esforço possibilita vivenciar e compreender o vínculo terapêutico com o menor grau possível de distorções geradas pela colonialidade.

A dificuldade em localizar referências científicas que abordem o útero para além de sua associação com doenças ginecológicas ou sua função na gravidez não é surpreendente. A questão não é a relevância do tema, mas a necessidade de reconhecer as conservas coloniais presentes no meio cientificista. Este, por sua vez, reflete e perpetua a narrativa médica patriarcal de que o útero existe apenas para dois propósitos: gerar crianças ou gerar doenças.

Segundo as psicólogas Mônica de Melo e Érika Barros (2009), a histerectomia, apesar da crescente preocupação médica quanto à sua indicação, ainda é frequentemente prescrita como medida preventiva contra o câncer ou como método de esterilização. Essa prática é mais comum em mulheres cis que já têm filhos, em mulheres que não expressam desejo de engravidar e naquelas com idade superior a 40 anos ou após a menopausa. De acordo com a escritora Sandra Segal (1994) em *Desfazendo mitos — Sexualidade e câncer*, essas cirurgias podem provocar intensas reações emocionais, incluindo ansiedade relacionada à perda do útero e preocupações com a diminuição da excitação e do prazer sexual.

A partir da coleta de dados sobre a função do útero realizada com um grupo de 16 mulheres cis que passaram pelo processo cirúrgico de histerectomia, as autoras supracitadas revelaram que

> a função do útero mais citada pelas entrevistadas foi a reprodutiva, lembrada por quatorze (87,50%) delas. Para sete entrevistadas (43,75%) o útero é um órgão que serve para causar doenças. Três mulheres (18,75%) afirmaram que após gerar os filhos o útero perde a sua função e três (18,75%) acreditam que se ele não serve mais, deve ser retirado. "Sobre o útero não sei não. Sei que ele serve somente pra, pra fazer menino e criar doença, só sei disso. Ele serve pra outra coisa?" (Melo e Barros, 2009, p. 91)

Segundo os profissionais da medicina Ivan Lemgruber e Marcelo Lemgruber (2001), é muito comum ouvir, no meio médico, a declaração de que o útero seria o lugar de nenês e de câncer, sendo, portanto, algo que deveria ser retirado após a mulher ter filhos. Os autores fazem uma crítica contundente a essa perspectiva, observando que não se sugere aos homens acima de 40 anos retirarem a próstata como medida preventiva contra o câncer. Essa disparidade evidencia uma intervenção medicalizante e patologizante que naturaliza a mutilação de corpos com útero, reforçando desigualdades de gênero e de sexualidade no imaginário social.

> Cinco mulheres (31,25%) referem repercussões positivas na vida social e quatro entrevistadas (25%) na vida afetiva após a histerectomia, devido ao alívio nos sintomas presentes antes da cirurgia. [...] Doze mulheres (75%) queixaram-se de repercussões negativas na sexualidade após a histerectomia: seis mulheres (37,50%) citaram a falta de desejo sexual; seis mulheres (37,50%) queixaram-se de diminuição do prazer sexual; quatro entrevistadas (25%) relataram dor durante o ato sexual e quatro (25%) queixaram-se de ressecamento ou queimor vaginal; uma participante (6,25%) relatou sentir-se como uma virgem após a cirurgia, o que remete a uma vivência de medo durante a relação sexual, prejudicando, portanto, a sua sexualidade. (Melo e Barros, 2009, p. 92)

Os estudos citados não são recentes, porém elucidam a historicidade do discurso hegemônico presente (conservas coloniais) na prática médica e seus efeitos no processo de subjetivação das mulheres cis, interferindo significativamente no desempenho de sua autonomia individual e coletiva.

A "caça ao útero" — um tipo de histerectomia compulsiva — na medicina cis-heterocolonial legitima a docilização de corpos e atua como um dispositivo de sexualidade, restringindo a vivência plena e autônoma de muitas mulheres ao reforçar padrões de controle sobre seus corpos e desejos.

Para Michel Foucault (2020), o poder exercido sobre o sexo opera em múltiplas esferas, desde decisões globais até intervenções capilares — do Estado à família, do médico à paciente —, funcionando como um mecanismo de interdição e censura. Esses exercícios de poder circulam sustentados por campos jurídicos e biologistas, reafirmando modelos de submissão, dominação e sujeição para garantir a obediência. Essa dinâmica é estrategicamente eficaz para que as mulheres cumpram seus papéis sociais de gênero dentro da lógica binária, como ser "uma namorada gentil e heterossexual, uma boa esposa e mãe, uma mulher discreta" (Preciado, 2022, p. 18), frequentemente destituídas da liberdade de expressar seu desejo sexual.

Ao se tratar com naturalidade das dores de cólicas, bem como das alterações de humor e de sensibilidade no período pré-menstrual e/ou menstrual, frequentemente mascara-se a possibilidade de diagnósticos clínicos significativos. Essa abordagem pode ocultar desde doenças ginecológicas e desconfortos presentes nas relações ou nas emoções até condições de saúde mental, como o transtorno disfórico pré-menstrual (TDPM). De acordo com as enfermeiras Milenia Fontinele Costa *et al.* (2020), o TDPM foi incluído na categoria dos transtornos depressivos do DSM-5 (*Manual diagnóstico e estatístico de transtornos mentais*) em 2013, trazendo maior reconhecimento ao impacto que essas condições podem ter na vida das pessoas menstruantes.

O TDPM ainda carece da visibilidade necessária para que pessoas com útero conheçam sua existência e compreendam seus efeitos. Da mesma forma, a sociedade, a psicologia e o psicodrama enfrentam uma lacuna ao não incluir debates sobre o TDPM nos espaços dedicados à saúde mental. Conforme apontado pelas autoras supracitadas, o TDPM é caracterizado por uma combinação de sintomas cognitivos, comportamentais, afetivos e somáticos, incluindo episódios de depressão grave e tendências suicidas. Esses sintomas comprometem significativamente o desempenho da pessoa em suas funções sociais, acadêmicas, familiares e profissionais, reforçando a urgência de se abordar a questão de forma ampla e sensível.

De acordo com a psicóloga Sandra Leal Calais (2003), mulheres — e outras pessoas com útero — afetadas pelo estresse podem apresentar maior vulnerabilidade a diversas patologias relacionadas ao equilíbrio hormonal e emocional. Condições como amenorreia, infertilidade, depressão pós-parto, síndrome pré-menstrual, vaginismo e outras patologias hormônio-dependentes são frequentemente associadas ao impacto do estresse, sobretudo pela diminuição da progesterona. Esses fatores desencadeiam desequilíbrios orgânicos significativos e disfunções psiconeuroendócrinas e imunológicas.

Neste momento, concerne questionar: até que ponto as/es/os profissionais do psicodrama e da psicologia, em seus atendimentos clínicos, reproduzem as conservas coloniais ao negligenciarem ou abandonarem as queixas relacionadas às doenças ginecológicas e menstruais? Essa omissão não só reforça as narrativas biomédicas que reduzem o útero a funções reprodutivas ou patológicas como também perpetua a invisibilização de questões que impactam profundamente a saúde mental e emocional de pessoas com útero. Conhecer a saúde menstrual, assim como o uso de anticoncepcionais ou a presença de alguma doença ginecológica, pode oferecer pistas valiosas sobre o campo emocional das pessoas que acompanhamos em clínica, permitindo intervenções mais sensíveis e integrativas. Negligenciar esses temas é perder uma chance de oferecer um cuidado que dialogue com a totalidade do corpo e com os desafios impostos pelas conservas coloniais que ainda permeiam o campo da saúde e o terapêutico.

Essa conserva colonial — possivelmente gerenciada pelo dispositivo de sexualidade que, como nos alerta Foucault, regula e normatiza corpos e emoções — é um efeito evidente da perpetuação de lógicas coloniais de atuação (Oliveira, 2024), que atravessam não apenas o campo médico, mas também o terapêutico. Um exemplo marcante é o relato de uma mulher cis acompanhada em processo psicoterapêutico, que buscou compreender as causas emocionais de sua endometriose e dos cistos ovarianos. Sua história revela uma trajetória de invalidação que começou na infância, com a deslegitimação de suas dores por parte da própria mãe, que as atribuía à "frescura". Esse tipo de experiência revela o quanto as lógicas coloniais de atuação contaminam o imaginário social — e também os espaços terapêuticos, quando as queixas físicas relacionadas ao útero e ao ciclo menstrual são ignoradas ou minimizadas.

Contudo, o uterodrama, como abordagem psicodramática voltada para o reencantamento das pessoas com suas vivências corpóreas e emocionais, demonstra um potencial transformador nos processos terapêuticos. Relatos de pacientes que experienciaram redução significativa das cólicas menstruais ou que passaram a menstruar sem dor ilustram como o método, ao ampliar a percepção corporal e desbloquear fluxos emocionais, pode transmutar a relação com o corpo. Essa transformação evidencia a potência do psicodrama enquanto metodologia de ação profunda e a relevância de ressignificar o corpo-território como um espaço legítimo de cuidado, expressão e autonomia. Ao confrontar e superar a negligência perpetuada pelas conservas coloniais no campo da saúde e da psicologia, o uterodrama possibilita uma intervenção que integra corpo e emoção, rompendo com narrativas reducionistas que deslegitimam o sofrimento e as vivências das pessoas com útero.

Assim, o uterodrama emerge como uma proposta inovadora de manejo clínico, oferecendo um caminho tanto para abordar as queixas específicas relacionadas ao útero quanto para explorar territórios desconhecidos que se desdobram nesse processo. Essa abordagem baseia-se em uma combinação de confiança no método aqui delineado, no repertório de instrumentos e técnicas do psicodrama, e no vínculo estabelecido entre paciente e terapeuta. A invocação do uterodrama também depende da entrega e da criatividade de quem dirige a sessão — ou qualquer outro território em que se manifeste —, pois é ao se permitir vivenciar as experiências propostas no encontro que se abrem caminhos para transformações e ressignificações profundas.

Como pontuou nossa importante referência da pedagogia psicodramática, María Alicia Romaña (1992), a palavra "método", no contexto desta pesquisa, é compreendida em sua dimensão filosófica e didática, transmutando a simples aplicação técnica. O uterodrama, nesse sentido, torna-se um caminho não apenas de intervenção terapêutica, mas também de resgate histórico e político e de descolonização, facilitando um espaço onde o corpo se reconecta com suas vivências, seus desejos e suas possibilidades. A proposta vai além da abordagem clínica convencional ao desafiar conservas coloniais e expandir a espontaneidade e a criatividade, despertando desejos para a transformação pessoal e coletiva.

> Em uma existência cujo desenvolvimento foi barrado, o corpo se apresenta como um fantoche, envolvido em suas fantasias e perdido num passado em que não teve condições de se transformar, cumprindo o destino de repetir a verdade mascarada que o constitui como ser. (Freire, 2000, p. 46)

O uterodrama propõe desvendar a verdade universal mascarada que permanece encoberta pela analítica da colonialidade. De acordo com o pensador decolonial Walter Mignolo (2016), o campo de estudo da decolonialidade abre caminhos para a ação, permitindo expor a matriz colonial e resistir a ela. Para o autor, a opção decolonial não é apenas um ato de resistência, mas também uma estratégia de fuga das armadilhas impostas pela modernidade e pela colonialidade. Nesse sentido, o psicodrama e o uterodrama podem contribuir para superar a racionalidade das conservas coloniais, as quais transformaram o corpo em um território de infertilidades — onde a potência criativa é expropriada pelo capital. O uterodrama trabalha na desconstrução do "fantoche" cristalizado pelas opressões sócio-históricas, que reduziram pessoas com útero a categorias limitantes e desumanizadoras: inferiores, mães, histéricas e restritas à identidade cisgênero.

Segundo a psicodramatista Christina Freire (2000), toda pessoa cujo desenvolvimento foi incompleto vivencia uma perda parcial de sua identidade corporal, uma vez que parte de si mesma permanece desconhecida, inexplicada ou incontrolável. Nesse contexto, é possível refletir sobre o desencorajamento da espontaneidade-criatividade que tem sido experimentado por pessoas menstruantes ao longo da história. Como vimos, o útero, os ovários e a menstruação, alvos de interpretações dissimuladas e ideologicamente naturalizadas — especialmente pelo saber médico —, tornam-se símbolos de um corpo disciplinado e controlado por discursos hegemônicos, e essas violências se agravam quando construímos uma análise a partir dos marcadores de raça, deficiência e sexualidade. Essas narrativas, marcadas por conservas coloniais, reduzem o corpo-território a funções biológicas e patologias, desconsiderando sua complexidade subjetiva e emocional. Os desafetos corporais, engendrados por tais discursos, resultaram em rupturas significativas na vivência integrada do corpo-pensamento das pessoas menstruantes — uma máxima do projeto da modernidade. A imposição de papéis colonizados e narrativas limitadoras prejudicou a expansão da espontaneidade e da criatividade, restringindo nossa potência de vida.

A falta de conhecimento sobre os órgãos reprodutivos — útero e ovários — reflete uma herança colonial que funciona como um dispositivo de sexualidade e de saber/poder, perpetuando percepções distorcidas sobre o corpo e as emoções. Em terreno clínico, não é incomum encontrar pessoas que relatam uma desconexão profunda com seu órgão uterino. Ao serem convidadas a experimentar o uterodrama, muitas expressam um medo inicial desse primeiro contato, refletindo a intensidade das marcas coloniais e emocionais que as afastaram de sua corporeidade. Essa desconexão dificulta a relação com o corpo-território e bloqueia o acesso às emoções e memórias associadas ao útero, reprimindo sua potência como espaço de criatividade e transformação. O uterodrama, ao acolher essas experiências, se apresenta como uma via de reconexão, permitindo que essas pessoas superem medos e barreiras, ressignifiquem sua relação com o próprio corpo e encontrem caminhos de reencantamento e redescoberta.

Os relatos iniciais de contato com o útero durante o uterodrama revelam uma ampla gama de experiências emocionais e sensoriais, frequentemente marcadas por desconexão e estranhamento. Algumas pessoas descreveram o útero como um lugar murcho, escuro e frio, quase sem vida; outras o compararam a um monstro ou a uma chama de fogo prestes a se apagar. Também houve quem o percebesse como um pulsar frágil, semelhante ao de um coração quase parando.

Essas percepções, carregadas de simbolismo, apresentam os efeitos de uma vivência que muitas vezes restringiu o útero a espaços de controle, como a cadeira médica, ou o associou exclusivamente a medos, como o de uma gravidez inesperada. É notável o fato de que, para muitas dessas pessoas, o uterodrama representou a possibilidade de o útero emergir como protagonista de uma vivência fora desses contextos limitantes.

Além das imagens metafóricas, os relatos frequentemente incluíram sensações físicas, como o baixo-ventre roncando, o útero se mexendo, esquentando, apertando ou soltando. Essas respostas físicas, associadas ao processo psicodramático, nos fornecem pistas de uma reconexão com o corpo-território, permitindo que o útero seja reconhecido como um território vivo, repleto de potencialidades a serem vivenciadas e ressignificadas.

Com a continuidade da vivência uterodramática em algumas pacientes, constatou-se que o palco uterino começou a ser representado de forma mais vívida, e as pessoas passaram a demonstrar maior familiaridade e segurança para experimentá-lo.

Ao buscar referências sobre psicodrama e útero, foi encontrado o trabalho do psicodramatista Estêvão Guerra (2008). Embora seu estudo seja diferente, a pesquisa apresenta pontos de interseção relevantes. Em uma dramatização de psicodrama interno, a paciente descrita embarcou em uma jornada simbólica pelo próprio corpo, começando pelo esôfago, que foi representado por cenas nítidas, até alcançar o útero, que apareceu como um espaço um tanto inóspito. Essa descrição inicial guarda semelhanças com as experiências relatadas nas primeiras sessões de uterodrama.

Segue um trecho que ilustra a vivência descrita:

> Vou continuar descendo até o útero. Bem, aqui no útero já é mais escuro. As paredes são bem vermelhas e macias. Há um lago aqui, um lago escuro e fundo, como se a água fosse uma espécie de óleo. Ponho a mão no óleo e sinto algo viscoso. Bem, é isso... quero voltar. (Guerra, 2008, p. 126)

O uterodrama compreende o útero como um espaço simbólico e real de possibilidades infinitas, um poço de descobertas e revelações coconscientes que podem reverberar nas sessões seguintes, levando à expressão "o que surgirá daí". Essa perspectiva dialoga com a experiência descrita por Guerra (2008) em sua pesquisa com Regina, na qual o útero, simbolizado como um "lago de óleo", revelou-se como ponto emaranhado para temas complexos e profundos.

A partir desse cenário uterino, emergiram questões ligadas à gravidez, aos problemas alimentares e bucais enfrentados pela filha, ao luto pelo falecimento do marido. Para Guerra (2008), essa vivência interior proporcionou não apenas imagens, mas também emoções intensas e profundas, que foram mobilizadas e continuaram a reverberar nas sessões seguintes, ampliando as possibilidades de compreensão e transformação pessoal. Essa descrição evidencia o potencial do útero como um espaço psicodramático de experimentação simbólica e emocional, destacando como o uterodrama pode facilitar o acesso a memórias, afetos e experiências que muitas vezes permanecem encobertos pelas narrativas dominantes sobre o corpo.

O receio da pessoa que está sendo acompanhada no terreno clínico durante sua primeira experiência corporal ampliada em seu útero pode ser representado pelo nosso tão habitual e social medo do desconhecido. Esse sentimento, como propõe Freire (1988), pode ser compreendido como uma consequência da ausência de contato com partes de si mesma/e/o, que permanecem desconhecidas e inexploradas, resultando em uma "perda parcial da identidade corporal". No contexto do útero, esse medo pode ser revisitado para o temor do irreconhecível, algo que não só desafia o indivíduo como também reflete a lacuna cultural e educativa de uma sociedade que negligencia corpos menstruantes.

O medo do irreconhecível, então, não é apenas individual, mas coletivo — reflexo de uma sociedade que, historicamente, minimizou ou controlou as narrativas sobre corpos com útero. O uterodrama, nesse contexto, emerge como uma proposta transformadora, cultivando territórios de reflorestamentos e redescobertas para enfrentar e ressignificar esses medos, criando, assim, vivências para que o útero seja integrado como parte da identidade das pessoas.

A criação de políticas públicas e educacionais que promovam diálogos reais, acessíveis e livres de moralismo sobre o útero, o ciclo menstrual, a sexualidade e outras questões relacionadas são passos importantes para superar os tabus que limitam a compreensão que pessoas menstruantes têm sobre si mesmas/es/os. Essas iniciativas podem promover um ambiente de aprendizado que acolha a diversidade das experiências corporais e desfaça os estigmas associados a essas vivências.

O uterodrama, enquanto método psicodramático, se apresenta como via para a produção de bons afetos e para a liberação da espontaneidade-criatividade, ampliando a potência de ação na vida. Ao estar alinhado ao pensamento crítico da/e/o psicodramatista, ele se apresenta como uma prática que transmuta as limitações impostas pela cultura cis-heterocolonial. Quando a/e/o psicodramatista se dispõe a conhecer e dialogar sobre o ciclo menstrual das pessoas atendidas, contribui ativamente para desmantelar conservas coloniais e abrir espaço para uma relação mais consciente e integrada entre o corpo e os desejos.

A aplicação do uterodrama requer um profundo cuidado ético, que valorize e respeite a diversidade de corpos e experiências. Reconhecer as diferentes vivências e subjetividades das pessoas acompanhadas é fundamental para evitar qualquer imposição ou abordagem que desconsidere suas particularidades. Assim como ocorre em outras técnicas e métodos do psicodrama, a sensibilidade e o direcionamento são fundamentais para o uso responsável dessa abordagem.

É importante enfatizar que o uterodrama não pressupõe uma aceitação "compulsória" da relação da pessoa com o próprio útero ou corpo. Pelo contrário, o método deve ser conduzido de forma a respeitar os limites, os tempos e os processos de cada indivíduo, criando um ambiente seguro e acolhedor para que reflexões e experiências possam emergir de maneira autêntica.

Essa postura ética exige que a/e/o psicodramatista esteja atenta/e/o às necessidades e resistências das pessoas acompanhadas, evitando interpretações ou intervenções invasivas. O trabalho busca facilitar um processo de descoberta e ressignificação que respeite a autonomia e a singularidade de cada ser, promovendo um espaço de liberdade para o campo das experimentações. Dessa forma, o uterodrama mantém seu compromisso com a política de um cuidado integrativo, plural e ético, alinhado aos princípios da práxis psicodramática.

O útero, como órgão historicamente marcado pela mutilação e pelo controle, carrega marcas que vão além do aspecto físico, incorporando dimensões emocionais, sociais, espirituais e culturais que afetam profundamente a vivência das pessoas com ele. Por isso, abordar o útero em práticas terapêuticas demanda consentimento pleno e respeitoso, considerando que, para muitas pessoas, ele pode ser tanto uma fonte de conexão quanto de sofrimento. Essa complexidade inclui vivências de rejeição, como em casos de pessoas que optam pela histerectomia para lidar com dores ou buscar outras maneiras de vivenciar e reinventar o próprio corpo.

Nesse sentido, o uterodrama se apresenta como um método que busca integrar corpo, mente, emoção, espírito e aspectos sociais, oferecendo uma abordagem holística e profunda. Inspirado nas ideias de Freire (2000) sobre o somatodrama, o uterodrama expande essa perspectiva ao reconhecer a necessidade de reconectar as pessoas com seu corpo-território, respeitando os limites e as escolhas individuais.

Dessa forma, o uterodrama reafirma seu compromisso com uma prática ética e transformadora, que transcende a visão fragmentada do corpo e da saúde, oferecendo uma alternativa sensível e alinhada às demandas contemporâneas por um cuidado integral.

A passagem empírica a seguir assemelha-se às vivências proporcionadas pelo uterodrama.

> É com a experiência vivida no aqui e agora que estados inconscientes, revelados e vividos no encontro terapêutico, lançam a pessoa a uma nova possibilidade. Romper o que foi determinado, viver fragmentos do passado ou visões do futuro, presentificar uma nova experiência vivencial, traz uma abertura que irá produzir mudança e crescimento de forma espontânea e criativa. É a revelação do novo, do nunca vivido. É um ato de nascimento em que ator e autor expressam sua obra de forma visível, audível e tangível. (Freire, 2000, p. 65)

Para garantir a praticabilidade do método do uterodrama, que envolve a dramatização, é importante que o processo seja precedido de um aquecimento e seguido de um compartilhamento. Essas três etapas — aquecimento, dramatização e compartilhamento —, descritas por Moreno, são reconhecidas não como momentos isolados, mas como fases integradas dentro de um processo contínuo de transformação.

O aquecimento é de extrema importância, pois prepara a pessoa para a sessão, auxiliando-a a se desligar dos fatores externos que a acompanham. Essa fase não se limita a reduzir as tensões intrapsíquicas; também reduz dores físicas, preocupações e outras interferências que possam estar presentes no ambiente fora da sala de terapia (Cukier, 2018).

Essa etapa do psicodrama se divide em aquecimento inespecífico e aquecimento específico. O primeiro tem como objetivo principal levar a pessoa a uma atenção plena sobre si mesma, situando-a no momento presente. Nesse momento, as atividades propostas são de natureza neutra e não têm metas definidas. Já o aquecimento específico difere da primeira etapa, pois o/e/a diretor/e/a tem um objetivo definido a seguir e precisa fornecer instruções precisas para preparar a pessoa para a dramatização, seja ela em cena aberta ou em psicodrama interno ou para trabalhos em grupo (Cukier, 2018).

Inicia-se, assim, o cultivo de territórios terapêuticos que acolham e propiciem a criação, onde, a partir do aquecimento, emergem as bases para a dramatização. Nesse palco simbólico, toma forma o cenário, o protagonista, o ego auxiliar e o público — elementos vitais que darão vida à experiência. Ao adotar o viés do uterodrama, a direção pode integrar outros caminhos do psicodrama, como o psicodrama interno, a fantasia dirigida ou a cena aberta, permitindo que as personagens internas da pessoa acompanhada ganhem voz, corpo e movimento. A escolha das técnicas psicodramáticas — espelho, duplo, solilóquio e interpolação de resistência, entre outras — confere profundidade ao processo, criando pontes entre o vivido e o imaginado. É por meio dessas ferramentas que o método se concretiza, desvelando camadas do ser e abrindo espaços para transformação e reconexão.

A seguir, serão apresentados alguns instrumentos e caminhos psicodramáticos usados nos estudos de casos deste livro que possibilitaram a realização do uterodrama.

O psicodrama interno, conforme descrito por Dias (1996), consiste em uma intervenção que se vale de imagens internas, buscando minimizar a ativação dos aspectos racionais e priorizar o acesso ao desejo e às sensações. Para sua realização, é fundamental que a pessoa esteja em uma posição confortável, seja sentada ou deitada, permitindo um estado de relaxamento que favoreça a imersão no processo. Nesse contexto, o contato entre terapeuta e paciente deve ocorrer exclusivamente por meio da voz, evitando interferências externas que possam romper a conexão da pessoa com seu mundo interno. Ainda assim, reconhecemos que uma direção terapêutica sensível pode identificar momentos em que o toque físico, aplicado de forma cuidadosa e respeitosa, pode ser necessário para aprofundar a experiência ou restabelecer vínculos com o aqui e agora.

Segundo Cukier (2018), o psicodrama interno é um processo de dramatização simbólica que acontece em três fases interconectadas. A primeira é dedicada ao relaxamento, criando um estado de receptividade e concentração. A segunda fase emerge a partir de um indicador emocional, físico ou imaginário, servindo como portal para conduzir a pessoa ao seu universo interno e às personagens que o habitam. Na terceira fase, ocorre a interação dessas personagens internas, permitindo a exploração de conflitos, desejos e experiências.

Para que o uterodrama seja conduzido, é imprescindível que haja um vínculo sólido de confiança entre terapeuta e paciente. Esse vínculo garante a segurança necessária para que a pessoa se entregue ao processo, que inicialmente ocorre sob o comando sugestivo da/e/o terapeuta, mas gradualmente se abre para a criação livre com base em suas associações internas.

Além disso, o processo de fluidez do método depende também da confiança da/e/o psicodramatista em sua própria direção e na eficácia da abordagem. Como o psicodrama interno lida com conteúdos pouco estruturados, pode haver momentos em que a pessoa acompanhada encontre dificuldades para associar, sentir ou visualizar aspectos de seu mundo interno. Nesses casos, a habilidade da/e/o terapeuta em manejar essas resistências e criar um ambiente acolhedor e estimulante será determinante para que o processo flua e atinja seu potencial criativo e terapêutico.

O método "experimente sua fantasia" também foi frequentemente escolhido na direção das sessões clínicas aqui compartilhadas, por seu potencial de dissolver a racionalização e permitir o surgimento de linguagens outras e cenas bizarras que escapem às cristalizações da linguagem hegemônica. Para Rosa Cukier (2018), esse método pode ser considerado uma variante do psicodrama interno, que se assemelha ao "livre viajar" de José Fonseca, mas com a particularidade de ser guiado por uma fantasia, um desejo ou uma sensação revelados pela/e/o própria/e/o paciente. Como Cukier explica,

> O objetivo desse trabalho é:
>
> 1. Operacionalizar essa fantasia do paciente — ver em que ela consiste exatamente.
> 2. Buscar possíveis áreas de conflito contidas nessa fantasia.
> 3. Conhecer a função dessa fantasia na vida do paciente.
> 4. Averiguar as possibilidades ou dificuldades de realização do(s) desejo(s) em questão. (Cukier, 2018, p. 94)

Conforme o vínculo entre psicoterapeuta e paciente se estabelece, as personagens que habitam o universo interno deste último começam a emergir nas falas e nas cenas dramatizadas. Segundo o psicodramatista Luiz Contro (2020), a personagem pertence ao campo da representação simbólica, apresentando uma natureza mais fluida e volátil do que a do papel, pois sua formação ocorre em sintonia com os fluxos emocionais e simbólicos mais significativos presentes no momento de sua aparição. As personagens são expressões dinâmicas que delineiam sentimentos, sensações, pensamentos e as diversas forças que nos constituem ou que, em determinados instantes, nos atravessam. Elas traduzem aspectos internos que, por meio da dramatização, podem ser invocados, aprofundados e ressignificados, revelando as múltiplas camadas de nossa subjetividade.

Segundo Contro (2020), as personagens se transformam ao longo da narrativa, enquanto o protagonista se redescobre ou encontra novas perspectivas ao vivenciar o processo terapêutico. Quando o útero (e os ovários) são concretizados como personagens, emergem imagens e situações que podem ser exploradas tanto no universo interno quanto em cena aberta. Essas representações oferecem uma via rica para acessar conteúdos profundos e, ao mesmo tempo, flexibilizam a abordagem terapêutica. Assim, as escolhas dos caminhos psicodramáticos serão guiadas pela criatividade e pelo estilo de direção de cada terapeuta, que deverá adaptar o método às necessidades e potencialidades únicas de cada processo clínico.

Para viabilizar a aplicação do uterodrama, é fundamental que a transição do aquecimento inespecífico para o específico seja conduzida de forma cuidadosa, criando um ambiente que favoreça o relaxamento e a desconexão dos estímulos cristalizados. Nesse território desconhecido, cabe a quem dirige escolher se a experiência seguirá com os olhos fechados, permanecendo no campo interno do psicodrama, ou se os conteúdos acessados serão trazidos à cena aberta, ampliando a vivência e explorando suas múltiplas possibilidades terapêuticas.

Seguem-se algumas considerações para nortear a viagem uterodramática.

Após um relaxamento corporal auxiliado pela respiração, buscando a soltura gradual de cada parte do corpo, a/e/o diretora/e/ pode orientar a pessoa a concentrar sua atenção e sensibilidade no baixo-ventre, nos ovários e no útero. Esse foco destaca a região corpóreo-socioemocional que será trabalhada durante a sessão. Na sequência, o/e/a diretor/e/a pode convidar a pessoa a imaginar sua imagem diminuindo até caber dentro do próprio útero, que se transforma em um espaço simbólico — uma casa, um castelo, um lago ou qualquer outro lugar onde será possível mergulhar no imaginário e interagir com suas personagens internas. Ao identificar uma imagem, um conflito ou um sentimento emergente, a dramatização pode ocorrer diretamente no universo interno da pessoa ou ser conduzida para uma cena aberta, permitindo uma exploração mais ampla e dinâmica dos conteúdos acessados.

Assim como o teatro espontâneo, a música, a poesia e outros recursos criativos, o uterodrama também pode ser utilizado como ferramenta de aquecimento para aprofundar temas específicos ou para identificar cenas e temas protagônicos, especialmente em sessões de psicoterapia de grupo e sociodramas.

São recursos que estimulam a potência criativa de quem acompanhamos no território clínico, permitindo que a pessoa escolha o desfecho de sua história, respeitando seu ritmo e seu processo. Em situações de dramatização interna, o retorno ao estado de vigília deve ser conduzido com cuidado — de forma gradual, gentil e sem pressa —, garantindo que a transição do mundo interno para a realidade externa aconteça com conforto e segurança. Esse momento final reforça a sensação de acolhimento e promove a sensação integrada do corpo físico para a experiência terapêutica vivida.

Essas considerações visam aproximar o uterodrama da prática terapêutica e da aprendizagem, oferecendo uma introdução à sua aplicação. Contudo, é nos estudos de caso apresentados no próximo capítulo que essa integração se revelará com maior profundidade e potência, ilustrando a riqueza e as possibilidades transformadoras do método.

O uterodrama reverencia a autonomia da pessoa acompanhada, enquanto estimula um processo contínuo de aprendizagem. Como destaca Moreno (2008), essa jornada deve envolver o aprendizado da própria vida em suas múltiplas etapas, desde a infância até a terceira idade. Para pessoas com útero, essa trajetória pode ser simbolizada pela compreensão e pela integração de sua natureza cíclica, refletida nos marcos da menarca, da fertilidade e da menopausa.

Essa ciclicidade, porém, não se limita às compreensões biológicas. Mesmo no período da idade fértil, o corpo é território de ciclos internos e externos que se renovam (des)continuamente: menstruação, ovulação e ausência de sangue. Essas fases não apenas sinalizam processos fisiológicos, mas também dialogam com os ritmos emocionais, intuitivos e energéticos da pessoa, sendo pontos de partida para descobertas na prática uterodramática.

Além da aprendizagem educacional, entendida como uma etapa dentro do vasto processo de aquisição de saberes, Moreno (2008) também ressalta a relevância da aprendizagem cultural e social, que ocorre no contexto das instituições culturais e sociais, e da aprendizagem terapêutica, vivenciada tanto no divã quanto no palco do psicodrama. Esses níveis de aprendizado, interconectados e complementares, revelam-se fundamentais para o tecimento de fluxos mais amplos e integrados com a vida.

Retomamos aqui a proposta central de que os temas relacionados ao útero, aos ovários e à menstruação transcendem o âmbito individual, devendo ocupar todos os espaços de aprendizado. Da sala de aula aos círculos culturais, das conversas cotidianas aos processos terapêuticos, é importante que essas questões sejam discutidas de maneira aberta e livre de tabus.

Essa inserção ampla contribui não apenas para a superação de preconceitos históricos e culturais, mas também para o resgate da relação da pessoa com seu corpo-território. O uterodrama, nesse sentido, emerge como um método potente para abrir caminhos de autoconhecimento e reconexão, ampliando a aprendizagem para além do campo racional e incluindo dimensões emocionais, simbólicas e sociais.

A partir dessa compreensão abrangente sobre o processo de aprendizagem, torna-se indispensável avaliar se os instrumentos utilizados efetivamente promovem autonomia, espontaneidade e criatividade nas pessoas com útero. Essa análise é importante para assegurar que as práticas e os métodos empregados não reforcem estruturas de dependência ou alienação, mas, ao contrário, potencializem a liberdade de escolha e a expressão desejante.

Moreno (2008) salienta que o valor terapêutico ou educativo de um instrumento está intrinsecamente ligado à sua capacidade de estimular a autonomia. Esse princípio ressoa no cerne do uterodrama, que busca oferecer um espaço de aprendizado no qual as pessoas possam não apenas acessar partes desconhecidas de si mesmas, mas também transformar essas descobertas em ações conscientes, criativas e libertadoras.

Assim, o método só revela seu poder de reencantamento quando, de repente, no processo, a pessoa sente-se mais conectada consigo mesma, mais confiante em sua capacidade de agir no mundo e mais livre para explorar as infinitas possibilidades de sua existência.

Para a psicodramatista Rosane Rodrigues (2020), a autonomia da pessoa e sua habilidade de adentrar o palco psicodramático são impulsionadas pela qualidade do aquecimento inicial. Segundo a autora, tanto o sociodrama quanto o psicodrama são caminhos que facilitam níveis elevados de autonomia, criando condições para que as pessoas se conectem mais profundamente consigo mesmas e com o ambiente terapêutico.

Nas sessões de uterodrama, foi notado que cada vivência no chamado "palco uterino" possibilitou às pessoas com útero experimentar, de forma simbólica, uma sensação de renascimento. Esse renascimento não se limita a uma nova consciência psicológica ou emocional, mas também evoca uma reconfiguração simbólica de sua relação com o próprio corpo e com os aspectos sociais e culturais que moldaram suas experiências.

É o renascer de si, para si, para o social e para o cósmico. Um corpo com útero, ao ser aquecido e mobilizado por estados espontâneos, transita por uma jornada de transformação profunda. Ele se reinventa, incorpora novas possibilidades e libera fluxos desejantes e ações que se dirigem tanto às representações subjetivas mais íntimas quanto às compartilhadas. Essas representações, conscientes e inconscientes, fluem em um movimento dinâmico, entrelaçando experiências privadas e coletivas. Esse renascer é um ato de reconexão e expansão, em que o corpo não apenas revisita suas memórias, mas também se abre para criar novos significados nos âmbitos pessoal, social e cósmico.

Corpos com útero carregam, historicamente, marcas de conservas coloniais que inibem a espontaneidade e a criatividade. São vivências atravessadas por marcadores como raça, classe, gênero, deficiência, território e sexualidade, e que produzem experiências singulares e situadas. Como aponta Rodrigues (2020), a adulteração de corpos desde muito cedo resulta em um profundo desconhecimento de seus movimentos espontâneos e criativos. Esse cenário nos leva a refletir sobre a colonização dos corpos e o distanciamento das pessoas com útero em relação aos seus movimentos intrínsecos, como o ciclo menstrual. Nesse contexto, o caminho para a libertação passa por desnaturalizar os tabus e ampliar a potência espontânea e criativa, facilitando um processo de descolonização que favoreça, nesses corpos, a plena exposição à saúde.

Descolonizar a menstruação é um ato de ressignificação: trata-se de reconhecer o sangramento menstrual como mais um dos fluidos que o corpo produz — como a urina, a lágrima, o suor e o gozo —, e não como uma doença ou algo indesejado. É preciso romper com a narrativa que apresenta a menarca como um momento inaugural que demanda intervenção medicamentosa, redescobrindo-a como mais um acontecimento da experiência corporal. Esse movimento desmistificador devolve à pessoa o reencantamento com o próprio corpo, resgatando a autonomia e permitindo a construção de uma relação mais harmônica com sua natureza cíclica.

O uterodrama dialoga profundamente com a valorização do corpo poético proposta por Rodrigues (2020), alinhando-se à visão da autora de uma direção terapêutica sensível às micropolíticas de conflitos que bloqueiam o livre movimento sociopsicoemocional. Essa direção deve buscar o corpo poético, potente e transformador em cada consulente, favorecendo a expressão de suas singularidades.

Para que o poético emerja, muitas vezes é preciso recorrer a uma linguagem que escape do realismo cotidiano, adotando formas farsescas, simbólicas ou mesmo extravagantes. Essa escolha estética não é aleatória: mesmo a linguagem não realista encontra sua potência dramática quando colocada a serviço da ação ficcional, ampliando os horizontes de significado e criando um espaço fértil de transformação. São dimensões que possibilitam uma abordagem terapêutica que reconhece tanto as potencialidades criativas quanto os desafios sociais e históricos que moldam os corpos (Rodrigues, 2020).

Com a apresentação dos casos clínicos, será possível compreender de forma mais didática a narrativa simbólica proposta por Rodrigues (2020). Essa narrativa estabelece uma conexão profunda com o uterodrama, evidenciando a interseção entre o corpo poético e o corpo político. Conforme argumenta a autora, essas dimensões coexistem e se entrelaçam, possibilitando uma abordagem terapêutica que reconhece tanto as potencialidades criativas quanto os desafios sociais e históricos que moldam os corpos.

> É um corpo que busca se conhecer, que se sustenta e é sustentado por uma atitude política coerente com os princípios fundantes do pensamento psicodramático: inclusão, espontaneidade e cocriação. Um corpo com atitude política de contágio de saúde pode propiciar corpos poéticos e uma grupalidade transformadora, individual e coletivamente potente. (Rodrigues, 2020, p. 157)

Nesse (des)sentido, o uterodrama configura-se como um *antimétodo* em processo — descontínuo, inacabado e vivo —, encarnado numa teoria sócio-histórica psicodramática. Apresenta a menstruação, o útero e os ovários como devires, e reconhece a importância de mobilizar o corpo político no palco psicodramático. Seja por meio do psicodrama interno, da cena aberta, da construção de personagens ou do trabalho com temáticas, imagens e vivências relacionadas ao útero, o antimétodo convoca modos outros de existência, ampliando a potência de ação e contribuindo para projetos políticos de vida. Os territórios ocupados pela prática uterodramática são múltiplos: variam com cada psicodramatista e podem se expandir para o SUS, as escolas, as clínicas.

O uterodrama é uma tecnologia inventiva de mundos plurais, ecológicos, bizarros e alegres. (Des)feita de fluxos livres e (des)contínuos, em que a imagem-palavra aqui compartilhada revela a não forma, o não linear. Entre sentenças e orações, manifesta-se a multiplicidade da antífrase — uma linguagem fúngica, aquática, vegetal e... distinta da hegemônica. Na disputa por sentidos, este antimétodo busca desmentir as narrativas coloniais que inventaram o corpo binário, o útero e a menstruação. Subverte epistemologias universais para imaginar modos de coexistência múltiplos e libertários. É nesse cruzo, nesse movimento espiralado, que nasce o uterodrama: método que se ramifica em uma vasta teia de intercessores e afetos, atravessando milhares de quilômetros para reflorestar os fluxos desejantes — rios, florestas, corpos, pensamentos, afetos, imaginações, relações. Pela produção de sentidos outros, em constante transmutação e reinvenção, a prática uterodramática pode insurgir como arma de destruição, permitindo que ocupemos as barricadas epistemológicas e territoriais na criação de mundos outros e impossíveis, onde os repertórios do sensível, da alegria e do amor possam ser expandidos.

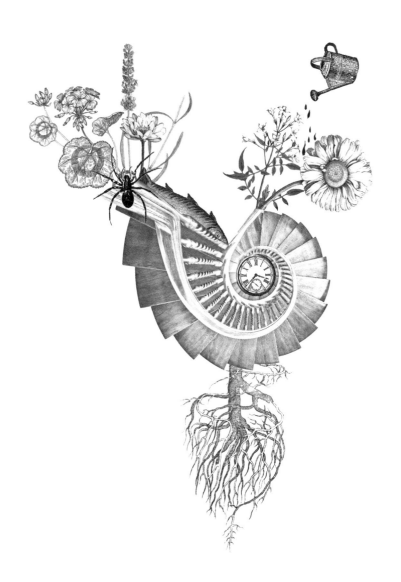

Parte 3

Caleidoscópio vivo

> *Minha avó não gostava de negro. Dizia que crioulo, sobretudo o negro, não prestava: "Se você vir confusão, saiba que é o negro que está fazendo; se vir um negro correr, é ladrão. Você tem que casar com um branco pra limpar o útero" (Luísa).*
>
> Neusa Santos Souza, Tornar-se negro

Nos fragmentos das sessões de psicoterapia psicodramática, aqui apresentados como imagens em constante transmutação com a intenção de ilustrar a prática uterodramática, insurge o tecimento coletivo de histórias da parte 3 deste livro. Os nomes, cuidadosamente escolhidos e fictícios, concretizam o carinho que nutro por cada participante. Algumas pessoas permanecem, até o momento da escrita, em sua jornada terapêutica, enquanto outras já partiram, deixando apenas a inspiração dos bons encontros que dá forma ao tecido vivo deste capítulo.

Cinco mulheres cisgênero — quatro brancas e uma negra — com idades que variam entre 19 e 55 anos, e um homem trans branco tiveram seus nomes reinventados por flores. Cada sessão, transcrita logo após o encontro, compõe o fluxo descontínuo da narrativa, que se desdobra entre atendimentos presenciais e *online*, revelando camadas de histórias em constante transformação, apresentando, assim, combinações singulares e múltiplas, como num caleidoscópio em movimento infinito.

Alfazema: "É como se eu fosse o cerrado" (sessões presenciais e *online*)

Alfazema fez quatro sessões de terapia e, ao decidir interromper o processo, seguiu seu caminho. Meses depois, entrou em contato, pedindo para retomar os nossos encontros. Jovem adulta universitária, ela se viu distante de familiares e amigos antigos ao mudar-se para uma nova cidade. Alfazema é arte em todos os seus aspectos: do corpo ao espírito, da presença ao cosmos. Aos poucos, ao longo das sessões e do seu caminhar no desconhecido, foi desvendando seu corpo-casa-território, encontrando-se nas novas relações que firmou, tudo por meio de sua singularidade artística e criativa.

Quando retomamos as sessões de terapia, Alfazema chegou aos prantos e tomada por uma intensa sensação de sufocamento, fruto de um turbilhão de tristeza e culpa. Relatou que havia realizado um aborto recentemente e, como consequência, estava no trigésimo sétimo dia de hemorragia uterina. De acordo com o diagnóstico de uma especialista em ginecologia, não havia nenhuma causa orgânica que justificasse a continuidade do sangramento. Além disso, ela se apresentava emocionalmente abalada, tomada por uma raiva avassaladora de si mesma por ter se permitido engravidar.

Para que a dramatização fosse realizada de forma acolhedora, a paciente foi acomodada em um espaço apropriado, onde pôde se deitar com os olhos fechados e respirar profundamente. Esse processo ajudaria a ajustar seu nível de aquecimento, já que, até aquele momento, ela se encontrava superaquecida.

Já acomodada, pedi a Alfazema que repousasse as mãos sobre a região do seu útero. O aquecimento inespecífico foi iniciado com o relaxamento de todo o seu corpo. A transição para o aquecimento específico se deu quando pedi que ela direcionasse sua concentração para a região pélvica. A seguir, transcrevo nosso diálogo:

P (psicoterapeuta): Agora que você se encontra conectada no aqui e agora, leve toda a sua consciência para o seu útero. Visualize ele dentro de você. Perceba o seu ovário esquerdo… agora, perceba o seu ovário direito. Se você se permitir relaxar mais um pouco, vai conseguir senti-lo pulsar dentro de você, como um coração. Perceba essa vida pulsante, que mora aí, dentro de você.

Inicia-se o espaço para o despertar da dramatização.

P: Agora, visualize uma árvore na região do seu útero. Dessa árvore, raízes começam a crescer, descendo pelo seu canal vaginal e pelas suas pernas, seguindo em direção à Terra. Essas raízes vão crescendo, crescendo… até se fixarem a distâncias de você. Perceba quão forte elas são, não há tempestade e ventania que possam te derrubar. Deixe que, por elas, subam todos os nutrientes necessários, advindos da Terra, para que você possa viver. Agora que você está fixada e segura sobre a Terra, visualize suas trompas uterinas subindo de dentro do seu corpo, passando pelo seu coração e se dividindo em dois grandes galhos principais entre seus ombros, percorrendo braços e mãos. E, assim, surge uma grande copa, a qual segue iluminada por uma enorme lua cheia. Essa é a sua árvore do útero.[7] Agora, coloque-se de frente para a sua árvore, veja quão grande ela é. Se você visualizar bem, há uma porta em seu tronco, consegue vê-la?

A: Sim.

P: Caminhe em direção à porta e me conte quando entrar.

A: Entrei.

---

7. O aquecimento realizado foi inspirado na meditação do livro *Lua vermelha*, de Miranda Gray (2017).

P: Vá caminhando... explorando esse seu lugar... Como ele é? Como você se sente? Vá se identificando com ele no seu tempo...

A: Eu estou com vontade de chorar. Aqui é um lugar vazio, escuro, úmido e frio.

P: Do que esse lugar precisa?

A: De atenção e carinho.

P: E é isso que você está fazendo agora, dando atenção e carinho. Está aí para atender às suas necessidades. Continue explorando e compartilhando comigo, no presente e no seu ritmo, aquilo que você encontrar.

Alfazema começa a chorar.

P: Por que você está chorando?

A: Eu estou vendo uma criança sentada chorando.

P: Quem é ela?

A: Eu não sei.

P: Você pode fazer algo por essa criança?

A: Eu a pego no colo e ela fica um pouco mais calma.

P: Quantos anos ela tem?

A: Uns 3 anos.

P: Pergunte como ela está se sentindo.

A: Ela diz que sozinha, mas eu digo que agora estou com ela. Ela quer a mãe, mas eu não sei como ajudá-la, pois não sei quem é a mãe dela.

P: Pergunte à criança quem é a mãe dela. Talvez ela saiba responder.

A paciente se emociona e volta a chorar.

A (ofegante): Ai! Meu coração está doendo muito!

P: Eu estou aqui contigo. E nós estamos trabalhando para aliviar essa dor. O que a criança responde?

A: Ela diz que a mãe dela sou eu. Nossa, está doendo muito!

P: O que você precisa falar para ela?

A: Eu quero pedir desculpas.

P: Então, você pode falar direto para ela.

A: Me desculpe por tudo. Agora, eu estou com você e você não vai mais ficar sozinha. Me desculpe, eu quero ajudar você.

P: Se fizer sentido para você, diga a ela que você também está se sentindo sozinha, que sente medo e que também quer a sua mãe.

É importante pontuar, nesse momento, que há um vínculo estabelecido, sensível e télico ocorrendo entre a paciente e a psicoterapeuta. Com as palavras tropeçando em choro, a paciente repete a proposta à sua criança.

P: Como vocês duas podem se ajudar?

A: Eu quero tirá-la desse lugar úmido e frio.

P: Então, faça a sua vontade e narre os seus passos no presente para que eu consiga acompanhar você.

A: Eu estou com ela no colo e vou caminhando em direção à porta. Ao sair da árvore, tem um lindo sol iluminando muitas flores e plantas. Eu a coloco no chão e ela começa a brincar.

P: E como você está se sentindo?

A: Eu estou com um pouco de dor, ainda.

P: Então, compartilhe a sua dor com a criança.

A: Eu me sinto bem em ver você tranquila e alegre brincando, mas lá dentro não era o seu lugar, quem sabe nós nos encontraremos num outro momento, aqui não é o seu lugar.

P: E agora?

A: Ela está indo embora.

P: Como é o seu caminhar?

A paciente ri e responde:

A: Ela está caminhando dando pulinhos.

P: A criança vai caminhando... caminhando... até desaparecer do seu olhar. O que acontece agora?

A: Estou numa mata mais fechada e muito bonita.

P: Tudo bem agora você ir retornando para a sua árvore do útero? Consegue vê-la?

A: Sim.

P: Agora caminhe até as suas raízes e se acomode sobre elas para que possa descansar.

A: Estou aqui.

P: Você fecha os olhos até adormecer num sono tranquilo e profundo. Agora, deixe suas raízes irem retornando da terra, passando pelas suas pernas e pelo seu canal vaginal. Sua copa e seus galhos também começam a retornar, passando pelo seu coração, até a sua árvore ficar do tamanho do seu útero. Inspire fundo, retomando o contato com todo o seu corpo, e, quando se sentir à vontade, pode abrir os olhos.

Ao retornar da dramatização, Alfazema, ainda em estado de percepção alterado, compartilha estar aliviada, sem sua dor no coração e se sentindo um tanto diferente, pela força da experiência vivenciada. Nesse momento, é feito um trabalho de *grounding* nos pés de Alfazema, antes de finalizar a sessão.

O uterodrama, que transformou o útero da paciente em um palco psicodramático a ser aventurado, foi vivenciado para abordar questões complexas relacionadas ao aborto (social), ao medo/culpa (emocional-espiritual) e ao sangramento (físico).

A partir do relato de Alfazema, percebe-se a forte sensação de culpa que ela carrega em relação ao aborto, uma culpa atrelada à conserva colonial dos papéis sociais, históricos e colonizados. Ela está inserida em contextos familiares e sociais profundamente marcados pela cultura judaico-cristã, o que a impede de aliviar a dor da perda e processar suas emoções de forma mais livre e não reprimida.

Foram utilizados o psicodrama interno e a fantasia dirigida para facilitar o processo terapêutico. No psicodrama interno, cenas protagônicas foram montadas e as personagens trabalhadas, com a paciente assumindo diferentes papéis ou invertendo-os, conforme necessário. Na fantasia dirigida, facilitei consignas para a criação de imagens, ou deixei espaço livre para que a paciente produzisse suas próprias imagens. Alfazema fluiu com a direção das cenas e as recriou, em uma ação imaginária e dirigida.

A fantasia experimentada revelou-se um caminho importante no processo, à medida que as consignas deram espaço para que o roteiro fosse preenchido com o imaginário de Alfazema. Esse processo possibilitou, de forma espontânea, o encontro com a sua criança interna, uma personagem simbólica de grande significado emocional e terapêutico.

Neste primeiro caso clínico, o psicodrama interno se manifesta quando Alfazema assume o papel de sua criança interna (*role-playing*), uma tomada de papel que, embora um tanto imatura devido à sua familiarização inicial com a técnica, é fundamental para o processo terapêutico. Ao explorar essa personagem, a paciente não apenas cuida de sua criança interna ferida, mas também começa a lidar com o luto relacionado ao seu papel materno.

Durante esse processo, emergem conteúdos do seu coinconsciente, especialmente em relação à filha, permitindo que ambas expressem e compartilhem seus sentimentos. Dessa forma, a paciente começa a superar as conservas coloniais que impõem à mulher que aborta a culpa ou a ideia de pecado, além de questionar a concepção tradicional de que o útero deve ter como única função a geração de filhos. Ao vivenciar esse processo, Alfazema passa a descobrir a potência de seu espaço uterino, não mais limitado à reprodução, mas como fonte de autoconhecimento e de possibilidades outras.

Pode-se considerar que essa sessão foi um ponto de inflexão, marcando o despertar da possibilidade de trabalhar o útero como devir para a liberação de fluxos espontâneos e criativos. A partir desse encontro, as percepções e intuições que emergiram ajudaram a moldar a criação da prática uterodramática.

Na sessão seguinte, a paciente compartilha que se sentiu significativamente mais aliviada em relação ao aborto e que, surpreendentemente, o sangramento cessou após a psicoterapia. Também relata que começou a restabelecer o contato com seu útero e a regular seu ciclo menstrual, sentindo algumas "dorzinhas" (*sic*) que, segundo ela, pareciam ser de alguém que estava "acordando" e possivelmente ovulando. Esse relato marca um processo de reconexão, no qual o corpo e o ciclo menstrual da paciente se tornaram mais integrados e conscientes.

Alfazema, recém-chegada à psicoterapia, tem vivido momentos de descobertas e de desterritorializações no seu corpo-território. A necessidade de se mudar de casa propicia a concretização de seus movimentos e processos emocionais, um aspecto que se torna mais evidente conforme a leitura se encaminha.

Em uma das sessões, após o relaxamento corporal de Alfazema, é solicitado que ela visualize sua imagem diminuindo gradualmente até o ponto em que cabe dentro do seu útero. A paciente, ao partilhar sua experiência, descreve seu útero como uma casinha vermelha, um espaço íntimo e acolhedor dentro de si mesma. Ela se encontra na cozinha, e, ao descrever esse "lar", percebe que o ambiente está frio e vazio. O quarto, por sua vez, está escuro, causando-lhe angústia. Movida por essa sensação, Alfazema decide reorganizar esse quarto: abre as cortinas e permite que a luz do sol entre pela janela, trazendo clareza e calor para o ambiente. Esse gesto simbólico reflete o desejo de trazer mais luz e vitalidade para a própria vida, reorganizando internamente seu espaço pessoal e emocional.

Ao retornar à cozinha, Alfazema é tomada por um sentimento intenso de raiva. Ela sente a necessidade de chamar sua mãe para ajudá-la a arrumar a casa, um desejo profundo de acolhimento e apoio. Nesse momento, ela inicia uma conversa com a mãe, compartilhando com ela um sentimento que havia se acumulado ao longo de sua vida: o medo de ser julgada e rejeitada, e a crença de que não seria apoiada por não corresponder às expectativas da mãe. Alfazema revela que, em muitos momentos, não compartilhou seus sentimentos ou os acontecimentos de sua vida, temendo que a mãe não a aceitasse como ela era.

Na inversão de papéis, a mãe de Alfazema se coloca ao lado da filha e lhe diz que, independentemente das diferenças, ela sempre poderá contar com seu apoio. A mãe assegura que está tudo bem se Alfazema tiver seus próprios gostos e escolhas, e que isso não diminuirá o amor que sente por ela. A partir desse diálogo, ambas expressam um profundo sentimento de saudade e amor, sentindo alívio por poderem, finalmente, reconhecer que há apoio mútuo na relação.

Quando consultada sobre como gostaria de se despedir da cena, Alfazema opta por encerrar com um abraço materno, buscando sentir o colo e o apoio de sua mãe. Esse gesto simbólico de acolhimento lhe traz alívio. Após a dramatização, ela compartilha que se sente mais organizada e segura, embora tenha vontade de falar sobre o aborto com a mãe; percebe que foi apoiada e acredita que, se desejar, em algum momento poderá compartilhar essa dor com ela. Alfazema também menciona que o processo de organização de sua casa está apenas começando, mas já sente que o movimento de transformação está em curso.

A cena que se desenrola no palco psicodramático uterino acontece em um espaço que permite a expressão e o contato com o útero, mas nada impede que a direção, em outro momento, escolha qualquer outra cena que ressoe com as vivências da pessoa atendida, convidando-a a experimentá-las no palco aberto. A prática uterodramática se adapta como a movência das águas, permitindo a investigação de múltiplas dimensões da experiência subjetiva. Assim, a/e/o paciente pode ocupar, de forma criativa e transformadora, seu corpo, seus sentimentos e suas histórias.

No psicodrama interno, podemos empregar diferentes técnicas psicodramáticas, como o duplo, o espelho, o solilóquio, a inversão de papéis e a interpolação de resistência, ou até mesmo assumir o papel de alguma personagem da cena da/e/o paciente, ou o próprio, quando se assume o contrapapel. Nesse tipo de abordagem, avisamos previamente ao paciente que faremos o papel de outra personagem, e então iniciamos um diálogo, permitindo uma exploração mais profunda das dinâmicas internas e externas.

Nesta sessão, novamente optei pelos recursos da fantasia dirigida e do psicodrama interno. A partir da relação com a mãe de Alfazema, emergiram conteúdos coinconscientes que levaram a paciente a chorar, pedir ajuda e compartilhar seu sentimento de desamparo. Foi usada a técnica da inversão de papéis, proporcionando à filha a oportunidade de expressar seus sentimentos e pedir acolhimento. Ao fazer isso, a mãe, no papel invertido, pôde então expressar seus próprios sentimentos, oferecendo amparo e apoio para a filha. O *role-playing* permitiu que ambas, mãe e filha, encontrassem um espaço de conexão no palco psicodramático.

É importante destacar que Alfazema gostaria de poder conversar com a mãe sobre o aborto, mas sente o medo da rejeição. Esse receio apresenta-se como uma lógica colonial de atuação (Oliveira, 2024) enraizada em sua matriz familiar e social, na qual ela só se sentia aceita quando atendia aos desejos e às escolhas dos pais.

Embora não tenha compartilhado explicitamente a dor do aborto durante a dramatização, Alfazema começou a liberar conteúdos de seu coinconsciente, sobretudo em sua relação com a mãe. A técnica da inversão de papéis facilitou esse processo, permitindo que ela expressasse sua sensação de rejeição ao não atender às expectativas alheias: "Eu me sinto rejeitada quando não faço o que você deseja".

Além disso, pergunto se o processo de reconhecimento de si mesma, vivenciado na dramatização, também se refletia em sua capacidade de organizar e orientar sua casa interna de acordo com as suas próprias necessidades. Ela confirma essa percepção.

O surgimento do tu pode ser compreendido como uma expressão da dependência emocional de Alfazema, aliada à sua busca por saúde emocional e pela transformação do seu papel complementar interno patológico. Ao mesmo tempo, ao interagir com essa figura materna (tu), Alfazema começa a demonstrar pistas de estabelecer gradualmente um distanciamento de modos conservados de se relacionar, reforçando sua identidade com menos medo da rejeição e do desamparo que sua criança interior carregou ao longo da vida adulta. Como bem aponta José Fonseca (2008), o processo de reconhecimento do eu é uma constante na trajetória humana, um caminho que, embora nunca alcance uma conclusão definitiva, revela-se inesgotável em sua potência transformadora e na contínua busca por autoconhecimento.

Na sessão seguinte, Alfazema compartilhou estar vivenciando um luto pela necessidade de mudar de casa. "Eu lutei muito para deixar a casa do meu jeito" (*sic*), desabafou. Essas reflexões a levaram a reconhecer um padrão de apego profundo em sua vida, o qual, segundo ela, já não deseja perpetuar.

Ainda durante essa sessão, Alfazema compartilhou sentir-se espiritualmente travada desde o aborto, descrevendo essa sensação como estar vivendo como um robô. Ao investigar essa personagem, utilizei a entrevista na personagem "robô", que revelou memórias de Alfazema aos 9 anos. Ela recordou momentos em que era obrigada a participar das atividades da igreja, o que lhe causava desconforto. Essa personagem, por sua vez, desdobrou-se em uma cena marcante: a de uma criança isolada atrás da igreja, emburrada e triste.

A criança interna ferida, ao ser entrevistada, revelou não gostar de frequentar a igreja, descrevendo sentimentos de cansaço, opressão, tristeza e a sensação de não ter voz. Durante o compartilhamento, Alfazema relatou sentir-se profundamente tocada pela dramatização, como se estivesse abrindo novas portas e criando raízes para compreender as conexões entre suas memórias e os problemas que vivencia em relação ao corpo. Ela trouxe à tona lembranças de quando era "gordinha" (*sic*) na infância e mencionou o desconforto que sentia com o controle exercido por sua mãe sobre sua alimentação e consumo de doces, motivado pelo medo de que ela engordasse ainda mais.

A prática uterodramática pode ser reconhecida a partir de seu campo teórico-filosófico. Quando tomamos como guia a cadeia de significantes "trava espiritual – igreja – controle – corpo", tal como emergem na fala da paciente, é possível perceber a manifestação de conteúdos do seu coinconsciente colonizado. A conserva colonial e a corporal, mecanismos que se fortaleceram na Idade Média, reaparecem atualizadas no papel materno, conduta operada pelos poderes da instituição familiar, que, segundo Foucault (2020), pode ser compreendida como um centro de tecnologias de poder voltadas à vigilância, à punição e à normatização dos corpos. Historicamente, o corpo da mulher foi associado à carne, enquanto lhe foram impostos bloqueios no acesso à razão — esta, por sua vez, vinculada ao espírito.

A personagem "robô" emerge como uma metáfora da submissão e da ausência de voz própria, representando aquela que apenas executa comandos, sem questionar ou expressar suas próprias necessidades e seus desejos. Essa personagem se desdobra a partir da criança interna ferida, que internalizou uma lógica colonial de atuação baseada no medo de desagradar e ser rejeitada.

Essa sessão proporciona uma compreensão mais profunda da matriz de identidade, familiar e social de Alfazema. A lógica internalizada de "se eu não agradar, não serei aceita ou serei rejeitada" revela-se como um eixo estruturante do seu núcleo familiar e das suas interações sociais. A vivência do aborto emerge como um ponto de inflexão em sua jornada, direcionando-a para a psicoterapia como um espaço de rematrização de sua aprendizagem emocional. Nesse processo, Alfazema encontra a possibilidade de questionar e superar conservas coloniais que permeiam suas experiências e crenças, permitindo-lhe reconstruir sua relação consigo mesma e com o mundo de maneira mais espontânea e criativa.

Alfazema encontra-se em um período de enfrentamento das opressões internalizadas ao longo de sua vida, especialmente aquelas originadas em seu ambiente familiar. Desde a infância, ela vivenciou o controle rigoroso de sua alimentação sob a justificativa de estar acima do peso. Na adolescência, enfrentou a não aceitação de seu estilo pessoal e de suas preferências musicais por parte da família.

No processo terapêutico, emerge também a figura de um ditador interno, personificado por um homem autoritário que repete sentenças opressoras como: "mulher gorda não é amada", "mulher com pelos é nojento", "você precisa ser a melhor em tudo", "você não é boa o suficiente" e "você não pode ser aceita assim". Essas frases ecoam lógicas coloniais de atuação internalizadas, que perpetuam desencantamentos nas experiências de vida da paciente.

Durante uma sessão, Alfazema relata sua sensação de bloqueio criativo, manifestada tanto em seus trabalhos artísticos quanto na forma como se relaciona com as pessoas ao seu redor. Ela percebe essa dificuldade como um impedimento para expressar o íntimo de seu ser, o que a faz se sentir triste e incapaz.

Aquecimento com relaxamento e olhos fechados.
P: Corpo, o que acontece com você que está impossibilitado de expressar seu potencial criativo?

Alfazema responde sentir um nó apertado na boca do estômago que a deixa presa, como se ela estivesse dentro de uma bolha ou de um casulo. Em seguida, a sessão prossegue para a aplicação do uterodrama. Aqueço a paciente levando-a para dentro do seu útero.

P: O que você visualiza?

A: Eu enxergo um cinza, é um lugar sem saída.

P: Vá andando e explorando esse lugar... O que você consegue encontrar?

A: Enquanto eu ando, todo esse lugar vai me acompanhando. Eu estou dentro de uma bolha.

P: Tem algo do outro lado da bolha?

A: Eu sei que tem, mas não consigo enxergar.

P: Como está se sentindo?

A: Limitada, triste, adormecida, estagnada.

P: Do que você está precisando?

A: Eu estou precisando estourar a bolha.

P: Tem como você fazer isso?

A: Sim, com uma agulha.

P: Então narre para que eu possa acompanhar você.

A: Eu pego uma agulha gigante e estouro a bolha logo acima da minha cabeça. Apareço num lugar completamente diferente. Com muita vida.

P: Está bem. Vá se apropriando desse lugar e compartilhando comigo.

A: Tem muitas flores, árvores. É como se eu fosse o cerrado, a Chapada dos Veadeiros.

A paciente se emociona e começa a chorar.

A: Eu estou muito emocionada, eufórica, me dá vontade de correr.

P: Faça o que deseja. Como se sente?

A: Eu me sinto livre, saudosa, feliz, criativa, espontânea... estou muito emocionada!

P: Quanta alegria! Agora procure um lugarzinho para que você possa se deitar e relaxar.

A: Eu estou ao lado de um rio, numa pedra.

P: Feche os olhos, coloque as mãos em cima do seu útero e, ao som desse rio e da natureza à sua volta, vá se apropriando de toda essa criatividade, espontaneidade, felicidade e liberdade desse lugar que é seu. Agora, inspire bem profundo, e deixe todo o seu corpo ir se integrando às sensações dessa vivência.

Aos poucos, Alfazema foi sendo direcionada para que retornasse à sessão. No seu compartilhamento, a paciente permite que sua emoção escorra pelos olhos. Diz ter sido uma experiência muito forte. Sentiu-se feliz e aliviada ao perceber que, dentro de si, havia uma fonte de criatividade e espontaneidade que parecia ter sido desbloqueada.

A personagem "bolha" pôde representar conteúdo do seu coinconsciente relacionado às relações transferenciais marcadas no seu átomo social. Ela, em vez de se manter aprisionada dentro das limitações que habitualmente a definem, decide transmutar ações conservadas a uma situação recorrente em sua vida. Esse movimento reflete uma mudança significativa, um impulso saudável rumo à expansão de sua espontaneidade e criatividade. O estourar da bolha se torna, portanto, uma linguagem outra, que transborda os limites do possível, representando a quebra de velhos padrões e a abertura para novas possibilidades.

Na sessão seguinte, Alfazema compartilha um crescente sentimento de criatividade e aceitação em relação à sua arte. Pela primeira vez, ela criou um bordado de um útero florido, um desenho que surgiu diretamente de sua autoria, sem a necessidade de reproduzir imagens da internet, como costumava fazer. Além disso, Alfazema relata sonhos intensos, que têm despertado nela sentimentos de inquietação, levando-a a acordar assustada no meio da noite. Um desses sonhos, em particular, lhe chama a atenção: ela se vê em um prédio alto, com uma escada que a leva até um lago, onde encontra um peixe grande que ocasionalmente esbarra nela. Essa imagem onírica, carregada de simbologia, é proposta como um caminho a ser explorado na psicoterapia, e Alfazema se sente animada e curiosa para desvendar o que esse sonho pode revelar sobre seus processos internos.

Durante o aquecimento, é solicitado à paciente que transforme seu útero em um prédio, e que sua imagem vá diminuindo até que tenha tamanho para que ela fique de frente para esse prédio.

A: Eu vejo um prédio quadrado, retangular... Ele é branco e bem alto. Tem uma escada em espiral bem profunda.

P: Onde fica essa escada?

A: Dentro dele.

P: Então pode andar em direção ao prédio e compartilhar comigo o que você encontra ao atravessar a porta.

A: Eu entro. É um lugar todo branco e sem portas. Tem uma escada.

P: O que você faz?

A: Eu caminho até a escada e olho para baixo. É muito alto.

P: Como você se sente?

A: Eu me sinto curiosa e também com medo, por conta da altura.

P: E agora?

A: Eu estou descendo bem rápido. É tudo muito igual. Os andares são brancos... Nossa! Não tem fim, parece infinito.

P: E agora?

A: Eu continuo descendo. Quero chegar no último andar. Não paro de descer.

P: Onde você está?

A: Ainda estou descendo a escada rápido. Cheguei. Tem uma porta vermelha grande no fim da escada. Eu atravesso a porta e tem um lago cristalino logo à frente. Não tem como eu caminhar para o outro lado sem passar pelo lago.

P: O que você faz?

A: Eu entro no lago e caminho até a água bater na cintura. Tenho vontade de mergulhar para ver o que tem embaixo d'água. Eu só consigo ver alguns peixes na superfície do lago. Tem um peixe grande que, às vezes, encosta em mim, eu não consigo vê-lo, mas sei que ele está aqui embaixo, e isso me deixa aflita.

P: Gostaria de realizar a sua vontade de mergulhar?

A: Sim, mas eu não tenho máscara de mergulho. Eu gostaria de ver os peixes e também o peixe grande.

P: Então, o que você pode fazer para realizar sua vontade?

A: Eu vou mergulhar de olhos abertos.

P: Onde você está?

A: Estou embaixo d'água. Nossa! É muito ruim e turvo, eu não consigo enxergar nada.

P: O peixe está aí perto?

A: Não, ele fica longe para que eu não o veja. Eu subi de novo.

P: Quando o peixe grande se aproximar novamente, me avise.

A: Tá... Ele está entre minhas pernas. Eu sinto as escamas dele encostando em mim.

P: Congele essa cena. Entre no papel do peixe grande. Eu gostaria de conversar um pouco com ele, tudo bem?

A: Tudo bem.

P: Quem é você, peixe grande?

A/peixe: Eu sou um peixe muito grande, o maior peixe deste lago. Eu controlo tudo por aqui. Sou como se fosse o chefe daqui.

P: E o que esse lugar que você controla tem a ver com a Alfazema? Afinal, você e esse lago existem dentro dela.

A/peixe: Aqui é onde ela guarda as coisas dela. Os peixes pequenos e coloridos e os peixes grandes.

P: O que os peixes pequenos e coloridos, e os peixes grandes como você, representam para a Alfazema?

A/peixe: Eu como os peixes pequenos e coloridos. Os peixes pequenos e coloridos são os que a Alfazema gosta de ver, são sentimentos e histórias boas. Os peixes grandes como eu representam coisas que ela não sabe ver.

P: De quais sentimentos você é feito?

A/peixe: De controle e de medo.

P: E de quais cenas você é feito?

A/peixe: Ah... Eu não sei. Na verdade, eu sou feito apenas de medo. Acho que sou feito de cenas da vida que incomodaram a Alfazema.

P: Tudo bem, peixe grande. Que mensagem você gostaria de deixar para a Alfazema?

A/peixe: Para ela parar de deixar o medo controlá-la.

P: Pode sair do papel do peixe grande e retornar a ser a Alfazema. Como você está se sentindo?

A: Estou muito angustiada, quero sair do lago.

P: Tudo bem. Descongele a cena. O que você faz?

A: Eu saio do lago.

P: Agora faça o caminho inverso. Você atravessa a porta vermelha e começa a subir a escada.

A: Estou aqui em cima.

P: Agora você sai do prédio e fica de frente para ele. Deixe que ele diminua de tamanho e se transforme no seu útero à medida que a sua imagem vai aumentando de tamanho. Respire fundo e, aos poucos, tome contato com todo o seu corpo. Só abra os olhos quando você estiver se sentindo à vontade e integrada.

Alfazema compartilha estar se sentindo embrulhada e com um pouco de enjoo. Também relata que fica a reflexão de que crescer é assumir responsabilidades emocionais e afetivas consigo mesma.

Para situar as leitoras e os leitores, no início Alfazema estava contente com sua mudança de casa, considerando-a uma conquista significativa em sua vida. No entanto, desentendimentos com a proprietária levaram à necessidade de mais uma mudança. Desta vez, porém, Alfazema expressou um desejo específico: morar sozinha, algo que até então não fazia parte de sua realidade.

Durante a sessão, exploramos os medos que estavam alimentando sua angústia e dificultando a concretização desse desejo. Entre eles, destacavam-se o medo de que sua casa fosse invadida, a sensação de solidão, a preocupação em decepcionar outras pessoas — especialmente ao comunicar à amiga com quem dividia o lar sobre sua decisão — e as possíveis dificuldades que poderiam surgir ao viver em um novo espaço, sem a rede de apoio imediata que compartilhava anteriormente.

Esses medos vão sendo trabalhados durante seu processo psicoterápico. Antes de concluirmos a sessão, Alfazema compartilhou um sonho recorrente que a intrigava: estava dirigindo um carro, mas, de repente, perdia o controle, e o veículo parava de funcionar. Como uma forma de aprofundar todas essas reflexões, eu lhe sugeri que escrevesse sobre todos os medos discutidos na sessão, mas substituindo a palavra "casa" por "corpo". Essa proposta buscava explorar conexões entre suas experiências emocionais e corporais, ampliando sua compreensão sobre como questões relacionadas a segurança, controle e autonomia estão diretamente ligadas à sua relação com o próprio corpo. O exercício foi planejado para enriquecer o trabalho terapêutico no encontro seguinte.

O exercício proposto tem como objetivo aprofundar o trabalho corporal na psicoterapia, criando um espaço seguro para que Alfazema entre em contato com seus medos e permita que eles emerjam à consciência de forma gradual e respeitosa. A conexão entre "casa" e "corpo", levantada por mim, é uma hipótese pensada a partir da escuta sensível e do vínculo terapêutico estabelecido, buscando explorar o corpo como espaço de habitação de emoções, vivências e memórias. A proposta de substituir "casa" por "corpo" visa incentivar Alfazema a refletir sobre como suas sensações se traduzem na relação com seu próprio corpo. A metáfora pode revelar associações simbólicas, permitindo que conteúdos inconscientes apareçam. Além disso, a hipótese de uma possível violação corporal — abuso físico ou sexual — é levantada com cautela, reconhecendo a necessidade de abordar o tema com sensibilidade e no ritmo da paciente.

Percebe-se que o momento de reflexão pode oferecer a Alfazema a oportunidade de trazer as representações de sua fala para mais perto de si — para o corpo —, sem desconsiderar seus medos ligados à casa física. Esse movimento amplia a compreensão de sua vivência, permitindo que ela sinta o corpo como um lar, um refúgio que merece acolhimento e cuidado. As dificuldades em gerir o próprio corpo são uma constante em suas queixas, uma sensação persistente de estar à deriva, sem controle sobre si mesma. Essa percepção é encontrada nos sonhos que emergem em sua narrativa, como o carro que ela não consegue conduzir ou o peixe grande, uma força que parece controlá-la.

Na sessão seguinte, Alfazema trouxe um texto intitulado "Medo", datado de 11 de agosto de 2020:

Medo 11/08/2020

Medo de invadirem o meu corpo. Fisicamente e ideologicamente. Medo de se imporem sobre meu corpo e eu ser fraca/incapaz de reagir. — Sonhos nos quais me atacam e eu tento gritar, mas não sai voz — Medo de imporem uma regra sobre meu corpo e eu acatar, permitindo que outros tentem o controle do meu próprio corpo. Medo de solidão, de estar por conta própria por aí. Sozinha. Assumir 100% das responsas tudo na minha volta. Assumir o volante (controle total da minha casa e [do] meu corpo me assusta um pouco). Medo de [me] sentir pouco amada, sem amigos, solitária, esquecida. Medo de quebra de expectativa do outro. Medo de não ser perfeita, ou de não ser suficiente. Sempre tenho que ser boa demais, me doar demais e me pôr em segundo plano. A ideia de "falhar" como amiga me chateia. Medo de problemas relacionados ao meu corpo. Tenho medo de que algo de ruim me aconteça e eu esteja sozinha... Algo relacionado a uma invasão em casa, ou alguém vir atrás de mim. — De novo o medo de não ser forte o suficiente pra (*sic*) reagir. — Quero uma paz de espírito, esse ano já foi pesado demais, mereço um lugar tranquilo que ninguém me machuque psicologicamente.

Ao ter medo de assumir o controle da minha vida, eu deixo que o medo assuma esse controle. Eu sou capaz. Eu sou suficiente. Eu sou forte. Eu sei me impor.

Ao questionar Alfazema sobre o significado da palavra "perfeição", ela a define como algo muito certo, bonito, bom, que não comete erros. Em suas palavras: "Eu busco a perfeição para que me aceitem". Essa resposta revela uma lógica afetiva de conduta enraizada em sua matriz de identidade emocional, familiar e sociocultural.

Alfazema percebe a contradição de sua vivência: a necessidade de ser vista confronta a pressão de exibir algo que, em sua conclusão, não é real — a perfeição. Quem é Alfazema? Ao integrar essa reflexão à atividade proposta sobre medo e corpo, Alfazema compartilha ter vivenciado experiências de abuso sexual. No entanto, ela opta por não aprofundar o tema no momento, explicando que está visitando seus pais e teme que algum familiar possa ouvi-la. Ela continua relatando que, ao longo de sua vida, sempre escolheu desviar a atenção desse assunto doloroso, evitando confrontá-lo. Contudo, reconhece que chegou o momento de encará-lo, percebendo isso como um passo necessário para o seu processo na psicoterapia. Esse tema está diretamente relacionado ao medo que ela expressa de não conseguir se defender caso seja atacada ou imobilizada por alguém.

Na sessão seguinte, Alfazema compartilhou que voltou a ter sonhos que descreveu como "bizarros", e que o peixe grande dos sonhos anteriores agora se manifestava na forma de um jacaré. Ao relatar o sonho, demonstrou a sensação de que essa figura simbólica estava buscando insistentemente ser vista e reconhecida. O trabalho terapêutico centrou-se na exploração desse sonho. Alfazema foi gradualmente aquecida para retornar ao espaço simbólico do seu útero, onde novamente encontrou a escada em caracol que a conduzia ao lago.

A: Estou abrindo a porta e descendo a escada. É uma descida tranquila, de onde consigo ver a piscina. Eu chego. É uma piscina de pedra de rio e de água bem turva, com lama, como se fosse um pântano. Há bastantes passarinhos em volta, como as gaivotas da praia.

P: O que você deseja fazer?

A: Ah! Eu gostaria de entrar, mesmo com medo.

P: Tudo bem.

A: Tá. Eu desço uma escada, também de pedra, e termino de descer com a água batendo na minha cintura. Percebo que esse lago, na verdade, não é fundo. Eu fico na borda, não tenho coragem de caminhar até o meio; eu sei que tem jacaré, mesmo não o vendo. A água é quente.

P: O que você está fazendo?

A: Estou sentindo esse chão, que é bem estranho e cheio de lama. Estou prestando atenção no que tem fora daqui de dentro. Observo os pássaros voando.

P: E você gostaria de mudar o foco para o que tem aí dentro, em vez de prestar atenção ao que tem fora?

A: Sim. Eu quero mergulhar, mas tenho medo.

P: O que você pode criar para que se sinta mais segura nesse mergulho?

A: Não sei, acho que todas as opções não dão certo.

P: Entendi. Vou dar um exemplo. Você pode criar uma capa que a deixa invisível.

A: Já sei! Quero criar um submarino.

P: Como é o seu submarino?

A: Ele é todo transparente para que eu consiga enxergar tudo embaixo d'água... Eu estou afundando... Nossa! É tudo muito escuro. Aqui embaixo é frio, é como se fosse um lugar sem vida.

P: Como você se sente?

A: Eu me sinto um pouco angustiada... Nossa! Estou vendo o jacaré, e ele é enorme. Parece que o meu submarino diminuiu de tamanho, de tão grande que ele é. Ele está meio enterrado, com algumas partes do seu corpo para fora. Eu estou andando bem devagar para não o acordar.

P: O que você gostaria de fazer?

A: Eu quero ver o que tem dentro dele. Estou entrando pela sua boca, pois ele dorme com ela aberta. Eu não consigo enxergar nada aqui dentro. A luz do meu submarino não dá conta de iluminar. Estou me sentindo perdida.

P: Do que você precisa?

A: Eu preciso de uma superlanterna.

P: OK.

A: Eu ilumino com a minha superlanterna e vejo que ele é feito de carne e osso.

P: O que mais?

A: Eu tenho vontade de saber o que ele come para ser tão grande assim... vou seguir para o seu estômago.

P: O que tem no estômago?

A: Estou vendo um líquido ácido, ele corrói o que entra aqui. Que lugar estranho.

P: O que você sente?

A: Eu sinto asco, nojo... me sinto perdida, angustiada e com medo.

P: Congele a cena. Gostaria que você entrasse no lugar do líquido corrosivo, pode ser?

A: Tá.

P: Quem é você, líquido? Qual a sua função?

A/líquido: Eu fico dentro do estômago do jacaré, corroendo o que ele come.

P: E o que ele come?

A/líquido: Hum... é... Ele come pessoas.

P: Quais pessoas ele come?

A/líquido: Se ele mora dentro da Alfazema... a única pessoa que come é a própria Alfazema.

P: Pode-se dizer que há momentos em que a Alfazema se sente corroída?

A/líquido: Sim. Quando ela acessa este lugar.

P: De quais cenas e memórias esse lugar é feito?

A paciente retorna para o seu papel e descongela a cena.

A: Eu não estou entendendo mais nada, não consigo olhar para o que tem nesse lugar.

Chorando, continua:

A: Como é dolorido. Estou me sentindo sufocada e enjoada. Eu não consigo olhar. É muito ruim. Eu estou corroendo.

P: Eu estou com você, minha querida. Do que você está precisando neste momento?

A: Eu preciso sair daqui... preciso ir embora.

Então, a paciente faz todo o caminho inverso antes de despertar para a sua sessão.

Podem-se perceber, nas últimas sessões, condutas conservadas da paciente em fugir da situação temida. Ela encontra o peixe grande e deseja voltar, está na casa dos pais e não quer conversar sobre o assunto, entra em contato com o que a corrói e decide se afastar do incômodo. Por mais que Alfazema apresente sua espontaneidade-criatividade bloqueada — ela opta por se afastar —, é como se estivesse, aos poucos, explorando o terreno que lhe causa repulsa e desconforto. É o medo do desconhecido: "o que pode acontecer depois disso?", "não posso perder o controle".

É fundamental respeitar o tempo de Alfazema para adentrar esse espaço desconfortável, permitindo que ela processe em seu próprio ritmo. O papel da direção é acompanhar essa jornada de maneira sensível, sempre presente para oferecer apoio, mas sem forçar um caminho. A proposta de intervenção — "Acho que podemos ir por aqui, o que você acha?" — busca respeitar a autonomia da paciente, permitindo-lhe tomar as escolhas de seu processo terapêutico.

Esse tipo de abordagem evita a reprodução das dinâmicas de controle que Alfazema vivenciou tanto em sua família quanto na sociedade. Ao facilitar a autonomia, contribui para que a paciente reconquiste o controle sobre seu corpo e seus desejos.

Tanto o peixe grande quanto o jacaré são personagens que representam não apenas o medo sentido pela paciente, mas também as relações cotransferenciais relacionadas à falta de controle sobre si mesma e ao medo de ser rejeitada.

Na sessão seguinte, Alfazema comenta sobre a sessão anterior: "Senti um peso, algo querendo sair e eu não queria mexer" (*sic*). Porém relata que está se sentindo mais fortalecida para compartilhar o que estava tentando esconder com aquele jacaré meio submerso. Expressa os estupros vividos, um com 14 anos, e outro com 15 anos, situações, que segundo a paciente, sempre tentou esconder de si mesma. Compartilha ter negado tanto que chegou ao ponto de perder memórias. Sente muita raiva e asco dessas situações.

P: Respire profundo... Conecte-se no aqui e agora e liberando qualquer tensão possível vinda do seu corpo... Repouse as mãos no seu baixo-ventre, levando toda a sua concentração para o seu útero... Visualize raízes saindo do seu útero, passando pelo seu canal vaginal, escorrendo por suas pernas e seguindo em direção à Terra... Isso... Permita que suas raízes vão descendo até se fixarem no núcleo da Terra, no grande útero. Agora que você está firme no aqui e agora, deixe que sua imagem diminua... até que você tenha tamanho suficiente para entrar no seu mundo uterino.

A: Aqui é um lugar todo vermelho, aconchegante e quentinho. Eu me sinto bem aqui.

P: Isso, pode ir explorando e se apropriando desse lugar.

A: Tem um canto aqui, com caixas amontoadas... empoeiradas. Um lugar do qual eu não gosto e que eu quis fingir que não existia.

P: O que a existência desse lugar tem provocado na sua vida?

A: Me dá medo, insegurança, asco. Eu preciso tirar essas caixas do meu útero, mas não sei ainda como tirar sem negar essas histórias.

P: O que tem nas caixas?

A: Momentos.

P: Quais momentos?

A: Os momentos em que me senti abusada, com medo... Momentos para além dos meus dois estupros... Homens mexendo comigo na rua, quando tentaram impor verdades sobre mim... Eu vejo essas cenas passando como um filme dentro da caixa. Eu preciso fazer alguma coisa.

P: O que você deseja fazer?

A: Eu não sei... gostaria que sumisse... ou colocar fogo, ou que desaparecesse.

P: Tudo bem, vá percebendo o que é melhor para você.

A: Eu quero fazer uma fogueira.

P: Interessante, o fogo é o elemento que representa a transmutação.

A: Eu faço uma fogueira bem grande e queimo essa caixa. Tem muito fogo, e é bonito ver queimar. Essas lembranças e esses sentimentos estão se transformando em alguma outra coisa.

P: Como você gostaria de finalizar essa viagem uterina?

A: Assim, sentada, olhando para a fogueira. Esse fogo vai demorar para apagar.

P: Como você se sente?

A: Eu me sinto tranquila.

P: Isso. Enquanto a fogueira permanece queimando, sinta esse calor aquecendo seu corpo, expandindo do seu útero para todo o seu corpo... Pode ir se despedindo desse lugar e permitindo que a sua imagem cresça novamente. Agora, devolva para o grande útero tudo aquilo que você não deseja mais... medo... insegurança... Ao mesmo tempo, você absorve todo o acolhimento... transformação... tranquilidade... advindos do núcleo da Terra. Devagar, permita que suas raízes se desprendam do grande útero, e, aos poucos, retorne para si, sempre com a ajuda da respiração. Quando se sentir integrada, pode abrir os olhos e ir retornando para a sua sessão, no seu tempo.

Alfazema compartilha que o medo de enfrentar e aceitar o trabalho dos estupros sofridos era muito maior em sua mente do que na realidade. Ela expressa gratidão e relata que foi mais fácil do que imaginava. Na verdade, a paciente demonstrou muita coragem ao percorrer uma longa jornada e enfrentar diversos medos e caminhos desconhecidos para chegar até esse despertar de reencantamento.

A reflexão de Alfazema, de que o medo sentido era maior do que realmente era, pode ser exemplificada em sua fala: "Eu estou vendo o jacaré, e ele é enorme. Parece que o meu submarino diminuiu de tamanho, de tão grande que ele é". O medo fez que a paciente se sentisse muito pequena para lidar com a situação, necessitando, em primeiro lugar, se fortalecer.

À medida que enfrentava o peixe grande e o jacaré, Alfazema entrava em contato com a realidade (mesmo que por meio da fantasia) e percebia o verdadeiro tamanho e os limites da situação. Isso a fez sentir-se mais segura para desbloquear sua espontaneidade-criatividade e processar as cenas temidas. Em outras palavras, ela se permitiu criar novas ações para situações antigas.

Na sessão seguinte, a paciente escolhe abordar na psicoterapia o incômodo que sente pelo atraso de três dias da sua menstruação, com apenas, segundo ela, algumas gotas saindo. Alfazema relata estar enfrentando dias estressantes, tentando conciliar o retorno às aulas, o trabalho e a mudança de casa. No entanto, o que mais a tem incomodado é sua vontade de menstruar.

Após o aquecimento, seguimos para a prática uterodramática, no qual o útero se transforma em palco.

P: O que tem aí?

A: Um lugar seco, extremamente seco. Paredes e chão como se fosse terra rachada.

P: Como se sente?

A: Ah... acho que eu me sinto desanimada.

P: Do que você está precisando?

A: Estou precisando de régua.

A paciente ri:

A: Ops! Estou precisando regar isso aqui.

P: OK.

A: Eu preciso... preciso de uma mangueira.

P: Você está regando?

A: Sim. Consigo sentir o cheiro de terra molhada. Está ficando tudo molhado.

P: Onde você está?

A: Eu estou dentro do meu útero... um jardim... agora eu vejo um céu azul bem claro, o sol... plantas...

P: Alfazema, gostaria que fosse você caminhando até encontrar a queda de uma cachoeira de água vermelha; porém, de algum modo, essa água está impedida de cair. Consegue?

A: Sim.

P: O que você vê?

A: Daqui debaixo eu vejo uma cachoeira de água vermelha com uma pedra bloqueando o seu fluxo.

P: Como você se sente olhando esse fluxo de água bloqueado?

A: Eu me sinto tensa. É muita água bloqueada.

P: OK. Congele um pouco a cena. Eu gostaria que você entrasse no papel da pedra, pode ser?

A: Sim.

P: Pedra, o que está acontecendo aí?

A/pedra: Estou aqui impedindo o fluxo da água. Eu não sei por que estou aqui. Aqui não é o meu lugar.

P: Como você foi parar aí?

A/pedra: Eu não sei... acho que as circunstâncias da vida da Alfazema foram me trazendo para este lugar.

P: O que você está segurando?

A/pedra: Eu estou segurando toda sua tensão, estresse e sobrecarga.

P: Do que você precisa?

A/pedra: Eu preciso ir lá para baixo. Preciso que a Alfazema me tire daqui.

P: OK. Alfazema, agora você retorna para o seu papel e a cena descongela. Como gostaria de continuar?

A: Eu quero laçar essa pedra. Parece que vai ser um pouco difícil... Eu pego uma corda, vamos ver se eu consigo laçar a pedra daqui debaixo.

P: Conseguiu?

A: Sim. Ai! Que medo de cair muita água e passar por cima de mim.

P: Procure por um lugar onde se sinta segura.

A: Eu estou tentando puxar... acho que vou precisar fazer mais força...

P: É... pode ser que precise de um pouco de mais esforço para deixar sua água fluir...

A: Agora eu vou colocar toda a minha força.

P: Conseguiu derrubar a pedra?

A: Consegui. Nossa! Está descendo muita água. Que lindo!

P: Como você está se sentindo?

A: Eu me sinto aliviada, tranquila.

P: Eu gostaria que você caminhasse até uma pedra no meio do rio para se deitar. Existe essa pedra?

A: Sim, estou indo.

P: Isso... caminhe até essa pedra. Agora você pode se deitar e fechar os olhos... repouse as suas mãos sobre o seu útero... e aos poucos você começa a menstruar. Visualize o seu sangue menstrual escorrendo e se encontrando com as águas vermelhas da cachoeira.

A: Eu me sinto muito bem.

P: Agora vá se despedindo desse lugar... E tomando contato com o aqui e agora, e com todo o seu corpo...

No dia seguinte à sessão, a paciente compartilhou a seguinte mensagem pelo celular: "Bom dia! Olha, a cachoeira foi desbloqueada, mesmo (risos). Sempre fico impressionada com o poder desses trabalhos internos. Desbloqueou outras águas também, ontem depois da sessão chorei um choro que estava engasgado há um tempo. Foi bom para limpar! Hoje acordei bem melhor". Em outra mensagem, Alfazema também relata que sua menstruação desceu após o choro, liberando todas as suas emoções.

A pedra pode simbolizar a conserva da paciente, impedindo-a de encontrar novas criações para suas situações temidas, o que resulta no bloqueio de seus fluxos espontâneos e criativos. Já a água vermelha representa não apenas sua menstruação, mas também tensões, estresses e sobrecarga emocional, exemplificando a abordagem integradora do método, que considera corpo, mente, emoção e cosmos como aspectos interconectados.

Novamente, o medo, como uma lógica afetiva de conduta, surge: "Que medo de cair muita água e passar por cima de mim". Esse receio também é simbolizado pela pedra, que impede a paciente não apenas de entrar em contato com suas emoções, mas também de menstruar. Atenta à sensibilidade da situação, oriento a cena enfatizando a importância de Alfazema sentir-se segura para prosseguir com seu processo: "Procure por um lugar onde se sinta segura".

Optei pela técnica de interpolação de resistência ao solicitar que Alfazema se visualizasse menstruando. Essa abordagem provocou um encontro da protagonista com o inesperado. Ao permitir que suas emoções fluíssem livremente, ela encontrou uma ação diferente daquela que estava conservada (bloqueio/pedra), e continuou a vivenciar a catarse de integração ao sair da sessão, liberando todo o seu fluxo de água bloqueada por meio do choro e da menstruação. A mensagem enviada pelo celular, mencionada anteriormente, faz parte desse compartilhamento de experiência.

Para me despedir da apresentação do caso de Alfazema, destaco a importância de reconhecer como as violências oriundas de um contexto social atravessado por relações de poder, que invariavelmente privilegiam a lógica cis-heterocolonial, deixaram marcas profundas no corpo, na psique e na história de vida da paciente. Ao longo dessa jornada terapêutica, é possível compreender que as personagens internas relacionadas a ações de submissão e passividade — fontes de intenso sofrimento psíquico — frequentemente incorporavam características que remetem ao estereótipo do homem branco, cisgênero e cristão, sustentado por uma sociedade estruturada por valores misóginos. Uma parte do nosso trabalho consiste em tecer pistas para a descolonização do coinconsciente (Vomero, 2024). Ao trazer as lógicas coloniais de atuação (Oliveira, 2024) para o coconsciente, Alfazema é incentivada a reconhecê-las e a transmutá-las, reterritorializando seu corpo-território. Esse processo a convida a encontrar um reencantamento pela vida nas frestas do que a hegemonia classifica como impossível.

A seguir, destaco algumas falas de Alfazema que exemplificam como essas lógicas de poder se manifestaram em seu corpo-território:

"Ele está entre minhas pernas. Eu sinto as escamas dele encostando em mim."

"Eu sou um peixe muito grande, o maior peixe deste lago. Eu controlo tudo por aqui. Sou como se fosse o chefe daqui."

"Momentos para além dos meus dois estupros... Homens mexendo comigo na rua, quando tentaram impor verdades sobre mim."

"Mulher gorda não é amada!"

"Mulher com pelos é nojento!"

"Você precisa ser a melhor em tudo!"

"Você não é boa o suficiente!"

"Você não pode ser aceita assim!"

O ditador interno da paciente, como ela mesma descreve, é simbolizado por um homem cisgênero — uma especificidade que merece destaque. Essa figura internalizada ilustra como a conserva colonial está enraizada nas estruturas culturais e de poder, ultrapassando limites visíveis e penetrando violentamente na pele, nos músculos, nos ossos, na psique e no imaginário.

Esse processo evoca paralelos históricos, como a travessia do colonizador pelo oceano Atlântico, marcada pela dizimação de etnias e pelo roubo de terras. Hoje, essa invasão territorial se perpetua de forma simbólica e literal, representando uma herança persistente que valida a invasão de pensamentos, organizações e papéis sociais, corpos e subjetividades. Assim, o colonizador sobrevive não apenas como figura histórica, mas também como um sistema de controle que se inscreve nas narrativas.

O processo psicoterápico com Alfazema consistiu em fortalecer suas fronteiras, tanto simbólicas quanto materiais, para que ela não permita mais invasões ideológicas — disfarçadas de "bons costumes" —, corporais, como os abusos que sofreu, e espirituais, afetando sua convicção em si mesma. Trata-se de um movimento de reencantamento, no qual sua espontaneidade, antes desencorajada pelo medo de se afirmar, desperta seus fluxos criativos pela vida. Esse processo demanda coragem, pois transformar relações de poder é um ato profundamente desafiador em um mundo moldado pelas cristalizações da cultura cis-heterocolonial.

As sessões com Alfazema foram gradualmente espaçadas, passando para encontros quinzenais, até o momento em que ela recebeu alta. No entanto, no segundo semestre de 2023, Alfazema optou por retomar a psicoterapia.

Gerânio: "Sou o útero do Gerânio" (sessão *online*)

Gerânio, de 20 anos, está em acompanhamento clínico há alguns anos. Um tema recorrente em nossas sessões é sua identidade, frequentemente acompanhada pela pergunta: "Quem é Gerânio?" Sua forte necessidade de ser quem deseja ser, em todas as esferas de sua vida, ocupa espaço central no processo terapêutico. O problema de gênero tem sido uma temática desafiadora e de muito sofrimento, trazendo dor tanto nas vivências presentes quanto nas memórias de sua infância, o que frequentemente levou a adiamentos no aprofundamento desse tema.

Inicialmente, Gerânio se identificou como uma mulher lésbica, mas, ao mesmo tempo, expressava uma insatisfação com esse território ocupado. Ele se definia como uma mulher que não se enquadrava completamente no conceito tradicional de mulheridade, destacando que era muito mais "Gerânio" do que qualquer rótulo imposto por normas sociais ou culturais.

Desde que Gerânio tem memória de si, lembra-se de preferir roupas consideradas masculinas pela sociedade. Sua mãe foi uma defensora da sua expressão de gênero, chegando a brigar na escola para que ele pudesse participar do time de futebol. Apesar do apoio materno, Gerânio enfrentou inúmeros episódios de transfobia por simplesmente ser quem era. Ele relembra, com dor, os comentários inquisitivos de pessoas mais velhas que questionavam sua mãe: "Ele é menino ou menina?" No campo de futebol, enfrentava constantes provocações e menosprezo, sendo chamado de "menininha" de forma pejorativa.

No início da adolescência, a mãe de Gerânio declarou que, embora sempre tivesse permitido que ele se vestisse como desejava, era chegada a hora de seguir as convenções sociais de vestimenta feminina, caso ele quisesse ser aceito e atrair possíveis paqueras. Essa exigência trouxe desconforto profundo para Gerânio, que relatou como se sentia deslocado ao usar saias e vestidos. No entanto, essa fase foi breve. Gerânio rapidamente encontrou formas de se expressar de outra maneira, adotando uma estética que não se alinhava rigidamente à feminilidade tradicional, mas que representava, acima de tudo, a si mesmo: Gerânio. Apesar dessa conquista, ele relatava sentir que algo dentro de si permanecia aprisionado, como uma parte de sua identidade que ainda aguardava ser vivida.

Foi um processo repleto de lágrimas e emoção sempre que conversávamos sobre corpo e identidade de gênero. Contudo, cada lágrima derramada pavimentou um caminho de autocuidado e descobertas. O novo relacionamento de Gerânio com uma mulher cis que faz parte da comunidade LGBTQIA+ — filha de uma mulher cis e de uma pessoa transmasculina não binária — tem sido um pilar importante em seu fortalecimento. Essa relação foi mais um processo de facilitação para que ele entrasse em contato com seus desejos, criando um espaço seguro para sua expressão.

Com o tempo, Gerânio começou a explorar novas formas de se apresentar ao mundo. Ele cortou o cabelo mais curto do que nunca, adotou o uso de cuecas e, gradualmente, sentiu-se mais confortável ao falar sobre temas que antes eram difíceis de abordar, como a mastectomia masculinizadora. Pela primeira vez, conseguiu discutir essa possibilidade sem lágrimas. Compartilhou o desconforto que sempre sentiu com seus seios, revelando que, desde muito jovem, tentava escondê-los de alguma forma. Esse comportamento foi observado por sua namorada, que percebeu um gesto recorrente: ele frequentemente passava as mãos sobre os seios numa tentativa de achatá-los, como se quisesse aproximar-se de uma forma corporal que o representasse melhor.

Morando com a mãe e as irmãs, Gerânio convive com uma aceitação parcial de sua identidade. Todos na família o reconhecem como menino, mas não plenamente como o menino que ele é. Essa percepção limitada faz que Gerânio ainda esconda suas cuecas. Quando cortou o cabelo, ouviu de sua mãe: "Agora você vai virar menino". Embora a frase pudesse soar como um reconhecimento, para Gerânio, foi mais uma reafirmação de que sua identidade ainda não era completamente compreendida. Além disso, ele enfrenta comentários transfóbicos no ambiente familiar, como quando seu irmão disse que "um homem trans no esporte não é homem, mas sim uma mulher".

Em uma sessão, Gerânio começou expressando: "Estou cansado de corpo... e de mente também". A frase reflete o desgaste de viver entre duas realidades contraditórias. Nos últimos encontros, a identidade e a expressão de gênero têm sido temas centrais da terapia. Gerânio tem seguido cada vez mais sua orientação interna, procurando se alinhar com o que sente verdadeiramente. Na sessão anterior, apareceu com o cabelo extremamente curto, feliz com sua afirmação de gênero. Entretanto, Gerânio sente-se exausto, não apenas fisicamente, mas emocionalmente, pelo esforço constante de esconder. Ele vive entre o conforto e a aceitação da casa de sua namorada, onde pode ser quem realmente é, e a realidade mais complexa e desafiadora da casa da família.

Ao discutir sobre mulheridade, o tema da menstruação surgiu durante a sessão. Gerânio compartilhou que tem um ciclo regular e não sente cólicas, mas expressou um desconforto profundo em relação à menstruação, acreditando que isso o atrapalha e limita, especialmente no esporte. Ele mencionou que suas irmãs gêmeas menstruaram mais cedo — uma aos 9 anos e a outra aos 11 —, enquanto ele começou aos 14. Gerânio atribui esse momento à prática de esportes, mas, ao refletir sobre o assunto de forma mais ampla, também é possível perceber que ele pode ter se distanciado o máximo possível dessa experiência, especialmente considerando o significado cultural e social que a menstruação carrega em nossa sociedade, como um marcador do feminino.

A ideia do uterodrama surge como um caminho terapêutico para que Gerânio possa explorar sua relação com seu corpo, com o útero e os ovários, de maneira simbólica e sensível. Convido-o a se deitar e usar a respiração como processo de relaxamento e concentração, criando um espaço seguro e acolhedor para que ele entre em contato com essa parte do seu corpo de forma mais consciente. Peço a ele que visualize seu útero.

G: O útero está lá longe...
P: E os ovários?
G: Estou vendo tudo bem de longe. Está lá longe também. Estou vendo como se fosse uma formiguinha ou um avião bem longe.
Peço a Gerânio que assuma o lugar do útero.
P: Útero, nossa! Está tão difícil enxergar você... Você está tão distante... consegue me ouvir?
G/útero: Estou tentando encaixar... tentando entender o que Gerânio está pensando. Na real, mesmo eu estando aqui ou não, o Gerânio pode ser quem ele quer ser.
P: Com certeza. E como você foi ficar tão longe assim?
G/útero: Porque, querendo ou não, eu sou um dos motivos de o Gerânio ter nascido uma mulher. De alguma forma ele pode estar me jogando [para] longe. Ele está se descobrindo...
P: E está tudo bem você ficar dentro de um corpo masculino?
G/útero: Sim.
P: Já que você não está mais distante assim, e neste momento está podendo falar, que mensagem você gostaria de deixar para o Gerânio?
G/útero: Que você pode ser quem quiser ser. Você nasceu do jeito que você nasceu. Você é linda. É lindo. Não importa se existir algum tipo de mudança. É importante você se descobrir e se sentir importante no seu corpo.
P: Como você está se sentindo?
G/útero: Mais relaxado, tranquilo, perto.

P: Você é um útero masculino?
G/útero: Sim.
P: E o meu é agênero.
G/útero: É. Sou o útero do Gerânio. Vai dar tudo certo, porque eu sei que o Gerânio é uma pessoa forte.
P: O que vai dar certo?
G/útero: Ser ele mesmo.

Ao retornar da dramatização, Gerânio compartilha que foi muito importante conversar com seu útero. Em seguida, rimos juntos e digo:
P: Que conversa de louco, né?!
Gerânio ri mais um pouco e complementa:
G: Realmente, nunca imaginei que iria falar isso. Mas foi muito importante conversar com meu útero, porque, querendo ou não, é parte de mim. Não quer dizer que, porque eu tenho útero, eu tenho que me portar de tal forma. Tenho o meu lado feminino como todo mundo tem, não por causa do útero. Porém eu sempre me senti muito mais à vontade sendo o lado masculino. Não tenho vergonha.
P: Nós inventamos corpo o tempo inteiro. Homens trans tiram o peito, não tiram, tiram o útero, não tiram. Você pode entrar no vestiário masculino menstruado ou como desejar. Inclusive mulheres cis também tiram o útero.
G: Exato! E nenhuma mulher cis deixa de ser mulher porque tirou o útero e os ovários.

A prática na apresentação desse caso clínico, de alguma forma, apresenta as marcas das conservas coloniais não apenas no imaginário do pensamento social brasileiro, mas também nas entranhas do corpo. O bloqueio da espontaneidade-criatividade atravessa Gerânio para além de seu átomo familiar; é social e cultural. Se é na relação que adoecemos, também é por meio dela que nos curamos ou, no mínimo, nos fortalecemos e nos encorajamos. Quando Gerânio me agradece por estar ao seu lado e pela confiança, eu também lhe agradeço, pois é recíproco, é na reciprocidade que o nosso encontro acontece. Porque terapia é relação. É para ser um terreno fértil para o crescimento pessoal, onde as sementes dos *insights* são semeadas, nutridas e regadas ao longo do processo terapêutico. É como se fôssemos eternos aprendizes da arte de conexão com a terra, e nossa intenção fosse expandir essas habilidades em cada pessoa que nos procura, para que ela possa usufruir desse aprendizado em diferentes áreas de sua vida e se tornar a própria cultivadora do seu corpo-território nas florestas-relações.

Apesar das conquistas no que concerne ao reconhecimento das identidades trans, a patologização dessas identidades ainda persiste, como evidenciam não só a permanência no DSM-5, mas também as recorrentes disputas de poder entre o saber médico e outros campos, como a tentativa recente do Conselho Federal de Medicina (CFM) de restringir direitos de crianças e adolescentes trans. Os diagnósticos psiquiátricos, muitas vezes, acabam por patologizar tudo aquilo que escapa à corponormatividade. Em busca de uma sociedade mais inclusiva, como sonhava Moreno, talvez fosse mais justo diagnosticar certos delírios sociais, como o de acreditar que a cisgeneridade é algo natural, divino e superior — ignorando seu caráter historicamente construído —, quem sabe nomeando isso de "cispatia delirante" ou "síndrome da cisrealidade". No psicodrama, os diagnósticos tradicionais não ocupam lugar central. Como afirmam Moreno e Zerka (2014), o patológico se torna normal, e todas as formas de existência deveriam ser libertas das amarras da cultura dominante. Ainda assim, vale a reflexão.

O uterodrama auxiliou Gerânio a aprofundar o contato não apenas com seu corpo, mas também com sua expressão masculina. Ao se permitir que ele se aproprie do próprio corpo como um espaço onde pode inventar e reinventar-se conforme desejar, abre-se caminho para a liberação de sua espontaneidade e criatividade. Embora a dor da transfobia ainda seja uma realidade, Gerânio tem traçado caminhos possíveis para resistir e existir para além do sistema binário de gênero.

Hoje faz um ano desde que Gerânio se apresentou ao mundo. Nesse gesto de "mundar-se" e inundar-se de seus próprios desejos, já floresceu a retificação de seu nome, e ele vem se reinventando por meio da hormonização masculina. Recentemente, compartilhou em sessão o quanto foi significativa para ele a vivência do uterodrama, um processo de apropriação de si e de seu útero enquanto um corpo masculino. Atualmente, sua hormonização está sendo ajustada com a intenção de interromper a menstruação, mas Gerânio não pretende remover o útero. O que deseja, neste momento, é realizar a cirurgia de mastectomia. Mesmo diante de muitos desafios, tem contado com o apoio integral de sua família e amigas/es/os, pessoas que escolheram transicionar junto com ele. Afinal, a transição é, também, um processo coletivo.

Acácia: "União... casa... trabalho... medo..." (sessão presencial)

Acácia, uma mulher cis branca na faixa dos 40 anos, iniciou a terapia para enfrentar os desafios emocionais que surgiram após o término de seu namoro. Reconhecendo a necessidade de se reconectar consigo mesma, ela busca caminhos para compreender sua dependência emocional e maneiras de assumir uma relação mais saudável com o dinheiro, percebendo que seus gastos desnecessários têm sido uma tentativa de preencher um vazio emocional. Além disso, Acácia relata um alto nível de ansiedade e uma sensação constante de falta de controle, manifestada em seus hábitos financeiros impulsivos. Essa dinâmica tem gerado um desgaste físico e emocional significativo.

Em uma das sessões, Acácia compartilhou uma experiência marcante que vivenciou durante um ritual de ayahuasca realizado na semana anterior à terapia. Ela relatou ter visualizado a si mesma aos 2 anos de idade, trancada em um porão escuro repleto de teias de aranha. Durante a visão, Acácia sentiu-se sufocada, insegura e profundamente tomada pelo medo.

Após relatar sua experiência com a ayahuasca, Acácia compartilhou uma memória de infância, mencionando que morava em uma casa com um porão semelhante ao que visualizou durante o ritual, onde costumava brincar com os primos. Ela conectou a cena vivenciada no ritual à cena regressiva da última sessão de terapia, em que retornou a uma lembrança de seus 6 anos, sentindo-se sufocada e apertada embaixo de uma churrasqueira.

Acácia continuou a descrever que, apesar de ter se sentido bem após o ritual, sempre que ouve os mantras tocados durante a cerimônia em sua casa, a imagem do porão ressurge com força. Por vezes, ela sente como se ainda estivesse retirando teias de aranha da boca e do corpo, uma sensação que a remete diretamente à experiência com a ayahuasca.

Acácia chega à sessão trazendo uma cena potencial para ser explorada, e apresento a proposta de uma dramatização para aprofundar sua compreensão sobre o porão que emergiu em suas experiências anteriores. Mostrando-se receptiva, ela aceita investigar a questão mais a fundo.

Convido-a a se deitar e a cubro delicadamente para garantir seu conforto, criando um ambiente seguro e acolhedor para o relaxamento e a dramatização interna. Inicia-se, então, um processo de aquecimento, conduzindo Acácia a relaxar gradualmente cada parte do corpo. Por meio de respirações lentas e profundas, a paciente é guiada a se conectar com seu estado interno, permitindo que a mente se abra ao fluxo espontâneo de imagens, sensações e emoções que possam surgir a partir desse estado de relaxamento.

O uterodrama foi escolhido como abordagem terapêutica na pretensão de acessar camadas profundas do corpo e da psique, permitindo que Acácia entre em contato com aspectos historicamente enterrados e negligenciados em sua vivência enquanto mulher. A prática busca despertar a potência do corpo como fonte de sabedoria e transmutação, possibilitando à paciente expandir a percepção corporal e emocional de si mesma rumo à reterritorialização do seu corpo-território.

P: Agora que todo o seu corpo vibra em outra frequência, leve toda a sua concentração e respiração para o útero e os ovários.

É dirigida toda uma conscientização física de cada parte de sua região pélvica para despertar e acordar órgãos adormecidos pelo possível estigma social colonial.

P: Agora, você está de frente para o seu útero e há uma portinha que a leva para dentro dele. Consegue visualizar?

A: Consigo.

P: Caminhe em direção a essa porta... então, você a atravessa e entra no seu útero.

De olhos fechados, a paciente confirma sua ação com a cabeça.

P: OK. Onde você está?

A: Aqui é bem quente. Está quente. É um lugar escuro, com pouca iluminação. Tem umas luzes que ficam piscando e que eu não sei de onde vêm.

P: Como você está se sentindo?

A: Ah... acho que bem.

P: Pode ir caminhando e conhecendo esse lugar.

A: Acho que é isso, não tem muita coisa a mais.

P: Entendi. Veja se você consegue encontrar uma escada que a leva para o seu porão.

A: Estou vendo.

P: Tudo bem seguir na sua direção para descer?

A: Sim, mas na verdade não é uma escada, eu já estou aqui. É só uma passagem de acesso para o porão. Eu não desci.

P: Tranquilo. E o que tem aí?

A paciente começa a ficar vermelha e libera um choro.

A: Tem muita coisa, a viga é bem baixa. Está entulhado de coisas. Tem insetos. Tem bichos. Eu não gosto daqui. Nossa! Está muito bagunçado.

P: Como você se sente?

A: Eu me sinto sufocada, com medo.

P: Que bicho tem aí?

A: Não sei, está muito escuro. Ah! Tem aranhas e teias.

P: Agora, vou pedir que você seja a aranha que mora no porão da Acácia.

A paciente confirma com a cabeça.

P: O que você está fazendo, aí, nesse porão?

A/aranha: Estou construindo minha casa, estou fazendo teias.

P: E como você foi parar no porão da Acácia?

A/aranha: Ué, está cheio de coisas, tudo socado, cheio de poeira. Eu me instalei aqui nesse meio.

P: Como esse porão está abandonado e descuidado, você foi parar aí, é isso?

A/aranha: Isso, está sujo e cheio de lixo.

P: De quais sentimentos você é feita, aranha?

A/aranha: Não sei... de perigo? Não sei...

P: Perigo? Que sentimento você representa?

A/aranha: União... casa... trabalho... medo...

P: OK. Pode voltar a ser a Acácia.

A: Está muito escuro. Eu queria conseguir enxergar mais, parece ser muito grande, mas, ao mesmo tempo, sufoca de tanta coisa.

P: O que você gostaria de fazer?

A: Eu quero acender, colocar uma luz aqui, alguma coisa para que eu consiga enxergar.

P: Você pode criar o que quiser nesse lugar... acender uma lanterna, um fósforo...

A: Eu não consigo. Eu não tenho nada aqui.

P: Tudo bem.

A: Eu preciso de claridade, vou buscar mais luz naquele acesso que me trouxe até aqui.

P: Caso precise de mais, é só liberar a sua criatividade.

A: Ah! Eu voltei e achei um interruptor aqui.

A cliente ri.

A: Ainda está escuro.

P: Mas você consegue enxergar algo a mais com essa luz que você acendeu?

A: Sim. Tem uns tijolos, umas madeiras.

P: Do que esse lugar está precisando?

A: De uma limpeza, uma faxina.

P: E o que você faz?

A: Eu comecei a mexer aqui.

P. Isso... Só peço que vá compartilhando comigo para que eu possa acompanhar você.

A: Eu estou limpando o chão, a parede... estou varrendo... tirando o pó... estou construindo uma casa aqui. Uma casa de criança... Na verdade, é uma casa de adulto, e agora estou brincando de casinha de adulto.

P: Como você se sente?

A: Bem. Eu me sinto confortável. Eu arrumei tudo. Mas as aranhas estão aí ainda, não consigo vê-las.

P: Deseja fazer mais coisa?

A: Eu acendo outra luz e consigo enxergar outra viga. Eu me sinto melhor, porque agora consigo saber onde estão as teias e as aranhas. Estou varrendo e arrumando esse lugar também, estou construindo um quarto... uma sala...

P: Limpou as aranhas?

A: Eu não cheguei nelas ainda, acho que nem vou limpar lá hoje.

P: Tudo bem. O importante é você fortalecer a sua estrutura e a base da sua casa para depois alcançar as aranhas.

A: Mas eu pego uma vassoura e estou limpando umas teias. Eu tirei umas. Mas tem uma aranha gigante aqui e eu não vou mexer nela, não. Eu tenho medo. Tenho medo de matar, vou deixá-la lá.

P: Está bem, minha querida. Você já fez bastante coisa hoje. Como está aí?

A: Eu me sinto melhor. Aqui está mais organizado, eu me sinto mais confortável. Eu estou aqui, mas sei que aquela aranha gigante ainda está lá, eu evito olhar para ela.

P: Quem sabe, num outro momento, nós olhamos para ela juntas?

A: Sim, por hoje é isso.

Ao retornar da dramatização, Acácia leva alguns segundos para se situar novamente no aqui e agora, visivelmente afetada pela experiência vivida. Apesar de relatar sentir-se mais leve, ela também reconhece a necessidade de digerir o que vivenciou com calma, respeitando seu próprio ritmo de assimilação.

Durante a conversa, Acácia compartilha um *insight* significativo: a escuridão que ela visualizou no porão parece refletir aspectos de sua vida cotidiana, especialmente em seus relacionamentos e suas escolhas. É como se, por não conseguir "enxergar" certas dinâmicas ou padrões, ela acabasse se submetendo a situações que percebe como prejudiciais. De acordo com a paciente, a dramatização mexeu com camadas profundas, trazendo à tona elementos que precisarão ser trabalhados aos poucos, como a figura da aranha, que ainda lhe causa inquietação.

A aplicação do uterodrama é proposta como uma ferramenta para ampliar a percepção física e socioemocional da cliente, permitindo que ela entre em contato com camadas mais profundas de si mesma. A integração da psicossomática e do somatodrama reforça essa abordagem, reconhecendo que um órgão historicamente reprimido e sufocado pode carregar significados e memórias importantes a serem revelados.

Essa escolha metodológica fundamenta-se na capacidade do uterodrama de acessar, por meio da fantasia, conteúdos ainda não explorados pela paciente, oferecendo um espaço seguro para que essas expressões emergentes sejam trabalhadas e elaboradas. Assim, o método contribui para uma maior consciência corporal e emocional, facilitando a liberação de tensões e possíveis narrativas ocultas.

A fantasia vivenciada durante o processo é utilizada como recurso terapêutico para estimular a autonomia e o protagonismo da paciente. O roteiro oferece um direcionamento inicial, funcionando como uma estrutura flexível, que não impõe limites rígidos sobre o que será experienciado. Dessa forma, o espaço sugerido se torna um cruzo de possibilidades, mas é a imaginação da paciente que preenche esse espaço, moldando-o de acordo com suas próprias vivências e seus sentimentos.

Esse método promove a apropriação da narrativa por parte da paciente, permitindo que ela explore suas experiências de forma criativa. Assim, o protagonismo no processo terapêutico é reforçado, possibilitando que ela se conecte com suas emoções e seus simbolismos em consonância com seus fluxos desejantes, conduzindo sua própria jornada de transmutação.

Durante a dramatização, Acácia acessa personagens internas, como sua criança interna ferida, que se manifesta em momentos de sensação de incapacidade diante de desafios. Por outro lado, ao desbloquear sua espontaneidade-criatividade, Acácia demonstra coragem para enfrentar e ressignificar seu espaço interno. A paciente também encontra a aranha gigante, cuja presença simbólica carrega elementos de medo. Embora, na narrativa, a aranha gigante pareça uma entidade separada, ela representa aspectos internos de Acácia, expressando partes de sua psique que ainda precisam ser compreendidas e integradas.

Durante a técnica da tomada de papel, Acácia entra no lugar da aranha gigante, permitindo conhecermos mais a fundo a representação dessa personagem no universo psíquico da paciente durante a entrevista.

A aranha gigante emerge como um símbolo multifacetado, encapsulando significados como perigo, proteção, trabalho, medo e união. Esses elementos refletem lógicas afetivas, condutas e relações cotransferenciais que influenciam as experiências emocionais de Acácia. Durante o uterodrama, essa figura simbólica funciona como um espelho das estruturas internas que ela precisa compreender e ressignificar. Na sequência da dramatização, Acácia reconhece a presença de uma escuridão que parece infiltrar-se em seus relacionamentos. Sob uma perspectiva psicodramática, podemos pensar nessa escuridão como conteúdos coinconscientes — camadas inconscientes compartilhadas na teia das relações humanas. Essas teias atravessam e interligam seu átomo social, revelando padrões afetivos que frequentemente condicionam suas escolhas, limitam sua liberdade e a sujeitam a formas de relacionamento que não mais correspondem às suas necessidades.

Lótus: "Eu pareço ser ruim, mas não sou" (sessão presencial)

Lótus, uma mulher cis e negra, na faixa dos 50 anos, busca na terapia fortalecer sua autoestima em múltiplos papéis: como mulher, esposa e profissional. Ela expressa insatisfação com sua posição no trabalho: atua em um programa da prefeitura que, segundo ela, não prioriza as questões sociais. Essa percepção de desvalorização se estende ao casamento, no qual se sente emocionalmente negligenciada. Seu marido apresenta resistência a discutir questões relacionadas ao machismo e ao racismo, e demonstra dificuldade em acolher suas necessidades e seus sentimentos, contribuindo para seu desgaste emocional.

Em uma sessão específica, Lótus trouxe uma preocupação relacionada à sua saúde física e emocional. Ela relatou estar angustiada por não se lembrar da curetagem realizada três anos antes para a remoção de miomas ovarianos, que, conforme informado em uma consulta médica recente, haviam reaparecido. Além disso, mencionou que, em 2015, precisou passar por uma cirurgia para remover uma das glândulas vestibulares maiores devido a uma inflamação local.

Para acolher a preocupação expressa por Lótus, foi proposto o uso do uterodrama como estratégia terapêutica, permitindo que ela pudesse conectar sua queixa às emoções por meio do aprofundamento de suas percepções corporais. O processo iniciou com um exercício de relaxamento corporal combinado com técnicas de respiração profunda, conduzido de forma tranquila e respeitosa, para criar um ambiente seguro e confortável. Esse momento inicial durou alguns minutos, permitindo que Lótus desacelerasse e entrasse em contato com suas sensações internas. Em seguida, foi sugerido que ela direcionasse sua atenção e sua consciência para a região pélvica, visualizando o útero e os ovários.

P: Continue despertando-os com a ajuda da sua respiração, ao mesmo tempo que direciona seu olhar interno para essa região do seu corpo. Vá observando...

L: Eu não consigo ver o meu ovário esquerdo... é muito difícil, não consigo enxergar nada. Que estranho, é só o esquerdo. Acho que não consigo.

P: Tudo bem, sem pressa.

L: Eu não vejo nada, mas agora ele está doendo.

P: Agora, peço que você deixe de ser a Lótus por um instante e seja o seu ovário esquerdo que está doendo, tudo bem?

L: Sim.

P: O que está acontecendo com você, ovário?

L/ovário: Eu não sei, eu estou muito dolorido.

P: Do que você está precisando?

L/ovário: Estou precisando que a Lótus passe a cuidar de mim, gostaria que ela conseguisse me ver.

P: Certo. Agora você deixa de ser o ovário e volta a ser a Lótus observadora.

L: Aqui é muito escuro. Meu útero é muito escuro. Meu útero e meu ovário esquerdo são escuros. É como se o meu útero fosse um bicho negro e acinzentado, de olhos arregalados, olhando para mim como se estivesse pedindo ou suplicando alguma coisa.

P: Então, agora, você passa a ser o útero-bicho da Lótus. Quem é você, útero-bicho? De quais sentimentos você é feito?

L/bicho: Eu sou feito de tristeza... Eu quero que a Lótus me veja...

P: É isso que ela está fazendo agora.

L/bicho: Eu pareço ser ruim, mas não sou.

A paciente sai do lugar de bicho:

L: Por mais que eu o veja como velho e enrugado, é como se ele fosse novo dentro de mim.

A paciente volta a ser seu útero-bicho:

L/bicho: Eu não quero mais falar.

P: Como assim, bicho?

L/bicho: Eu não tenho mais nada para falar. Mas eu ainda não falei tudo.

P: Sobre o quê?

L/bicho: Eu não vou mais falar hoje. Se eu continuar, vai ser muito dolorido para a Lótus.

P: Eu respeito. Tudo bem. Agora você pode voltar a ser a Lótus.

L: Que estranho. É difícil ver. Eu não consigo.

P: Não se preocupe, vamos fazer o que você consegue hoje. Topa pegar a sua lanterna interna e iluminar bem o seu útero e os seus ovários? Para pelo menos deixar aí dentro com um pouco mais de luz?

L: Pode ser. Eu estou iluminando aqui, mas ainda é difícil ver o meu ovário esquerdo. Consigo enxergar o meu útero, vejo umas manchas de um vermelho sem vida nele.

Para desaquecer a paciente, peço a ela que imagine raízes crescendo do seu útero, descendo pelo colo do útero e penetrando na terra, alcançando o núcleo terrestre.

P: Agora que o seu útero está conectado ao grande útero, pode ir devolvendo para a Terra tudo aquilo que você não deseja mais reter dentro de si. Ao mesmo tempo, você recebe todo o acolhimento, o quentinho, os nutrientes e os sentimentos que deseja para reabastecer o seu interior... perceba o seu fluxo sanguíneo aumentado e irradiando a sua região pélvica...

Pausa.

P: Agora você pode ir se despedindo do grande útero. Deixe que as suas raízes vão retornando... Isso... Agora, Lótus, da sua respiração pélvica, deixe que se expanda para todo o seu corpo. Quando se sentir integrada e presente, pode abrir os olhos.

Após o uterodrama, Lótus compartilhou que a experiência foi profundamente marcante e revelou aspectos que ela ainda não consegue expressar com palavras. Ela descreveu ter ouvido e sentido seu útero se mexendo. Durante a vivência, visualizou uma substância semelhante a pus branco e verde saindo das raízes do útero, um simbolismo que a deixou com uma sensação de leveza ao final do processo. Lótus mencionou que sente que ainda há mais coisas a serem liberadas dessa região, mostrando que a vivência abriu um espaço interno para novos desdobramentos e possíveis reterritorializações no seu corpo-território.

O uterodrama possibilitou que Lótus acessasse uma ferida profundamente dolorosa. Assim como no caso de Alfazema, é importante respeitar o ritmo da paciente, permitindo-lhe o tempo necessário para processar as emoções despertadas e fortalecer-se antes de enfrentar cenas que carregam um grande potencial de sofrimento.

Além das memórias difíceis acessadas durante o processo, é fundamental considerar que outras dimensões de dor também emergiram, como o racismo, o etarismo e a misoginia. Essas opressões estruturais não apenas impactam sua experiência de vida, mas podem estar intimamente conectadas às feridas pessoais acessadas durante o uterodrama. Refletir sobre os marcadores sociais é importante para compreender como tais sistemas de opressão estão inscritos no seu corpo e na sua psique, influenciando as memórias associadas às experiências de saúde e interpessoais, bem como sua relação consigo mesma. Trabalhar essas questões no ritmo de Lótus poderá abrir caminhos para que ela se fortaleça e resgate sua espontaneidade e criatividade na construção de novas narrativas para si.

Lótus, ao descrever seu útero como um "bicho negro, velho e enrugado", revela não apenas sua experiência subjetiva, mas também o peso simbólico e histórico que carrega como mulher negra vivendo em uma sociedade marcada por uma herança colonial. Essa imagem é um sintoma do pensamento social brasileiro, que historicamente desumanizou e inferiorizou corpos não brancos, perpetuando ideologias racistas que ainda moldam as relações sociais e a percepção de si.

A analogia entre o útero e um "bicho" pode ecoar a desumanização que sustentou a colonização, em que pessoas negras e indígenas foram subjugadas sob a justificativa de não terem alma, sendo tratadas como coisas ou animais. A conserva colonial, como herança psicológica e social, opera em estruturas de poder que legitimam uma hierarquia opressiva. Essa hierarquia não apenas posiciona o homem branco como o centro de poder, mas também subordina mulheres, pessoas negras, indígenas, os animais e a natureza, mantendo uma lógica de dominação.

Segundo o psicanalista Frantz Fanon (2020), os efeitos do racismo provocam no indivíduo negro um desvio existencial, manifestado como um sentimento de inferioridade e de inexistência, o que ele denomina de "zona de não ser". Como, então, Lótus pode reconhecer e afirmar seu eu em uma sociedade estruturada pela branquitude, em que o belo, o exaltado e o valorizado estão intrinsecamente vinculados à pele branca, enquanto os privilégios simbólicos e materiais são majoritariamente reservados às pessoas brancas?

Fanon também reflete sobre o processo de aniquilamento e animalização vivenciado pelas pessoas negras, que foram relegadas a um lugar de negação do ser. Ele aponta para a necessidade de superar essa alienação colonial para compreender o impacto dessa desumanização e resistir à lógica que tenta aprisionar corpos e almas na invisibilidade e na não existência.

Para Lótus realizar um reconhecimento do eu mais verdadeiro, parece necessário não apenas reconhecer sua negritude (Vomero, 2022), mas também compreender as dinâmicas da realidade branca dominante que a cerca. Esse processo ecoa o conceito de "dupla consciência" cunhado pelo sociólogo Du Bois (2021), que descreve a experiência de ser cidadão estadunidense e, ao mesmo tempo, uma pessoa negra nos Estados Unidos.

A "dupla consciência" é marcada pelo "véu", uma metáfora que apresenta a barreira invisível que separa a percepção que as pessoas negras têm de si mesmas daquela que a sociedade branca lhes impõe. Esse véu impede tanto que elas sejam reconhecidas em sua totalidade quanto que enxerguem o mundo como realmente é, pois sua visão é distorcida pelas lentes de um sistema supremacista.

De acordo com a psicanalista Grada Kilomba (2019), se, para Beauvoir, a mulher é o outro — o "segundo sexo" –, a mulher negra ocupa um lugar ainda mais subalternizado, sendo o "outro do outro". Em uma sociedade que supervaloriza a juventude feminina e associa a validade do corpo da mulher à sua capacidade reprodutiva, a mulher negra na menopausa se encontra num espaço de dupla invisibilidade e desvalorização.

Quando Lótus afirma: "Por mais que eu o veja como velho e enrugado, é como se ele fosse novo dentro de mim", ela pode estar simbolizando, em suas próprias palavras, a importância do método do uterodrama. Esse método propõe uma nova maneira de olhar para o útero, reconhecendo-o como um lugar de infinitas possibilidades, um portal para acessar conteúdos até então ocultos ou inexplorados pela paciente.

Ao descrever seu útero como "velho", Lótus pode estar reconhecendo aspectos de si mesma que permanecem cristalizados e conservados, como padrões afetivos ou conteúdos do coinconsciente que moldam sua percepção e sua vivência. Essa sensação de envelhecimento pode simbolizar a perpetuação de lógicas internalizadas ao longo do tempo, que carregam marcas de opressões sociais como o etarismo.

Por outro lado, ao sentir que "é como se ele fosse novo dentro de mim", Lótus aponta para a potência transformadora do processo terapêutico. Essa percepção sugere uma abertura para acessar e ressignificar memórias, cenas ou relações que antes pareciam intocáveis. O método aplicado, ao promover o contato íntimo com esse espaço simbólico, potencializa a tomada de consciência e o desbloqueio da espontaneidade e da criatividade da paciente.

Nessa sessão, o útero se transmuta na personagem "bicho", transcendendo o papel de simples palco e se tornando um espaço carregado de cenas, emoções e memórias que dão voz à tristeza e ao medo da paciente. Esses sentimentos emergiram por meio de uma entrevista conduzida com essa personagem, trazendo à tona a complexidade das experiências vividas pela paciente.

As normas sociais e coloniais violentas se manifestam na maneira como ela percebe e se relaciona com seu útero e seus ovários. Atravessados por conservas coloniais, esses órgãos são descritos como bicho, negro, velho e enrugado, ou mesmo quase impossíveis de se ver, produzindo um grande desencantamento corporal. A intenção do trabalho terapêutico é transformar essa percepção, resgatar e integrar as partes fragmentadas da paciente, facilitando um novo reencantamento consigo mesma e a possibilidade de experimentar novas formas de se afetar alegremente pela vida.

O processo busca descolonizar o útero, libertando-o das amarras impostas pelas conservas coloniais e corporais e, assim, cultivar a regeneração do corpo-território em sua potência espontânea e criativa, ou, nas palavras de Grada Kilomba (2019), plantar novas memórias. A prática uterodramática caminha de mãos dadas com o etnodrama, que, segundo Maria Célia Malaquias (2023), constitui uma prática psicodramática comprometida com a luta antirracista.

Margarida: "Eu preciso sangrar" (sessão *online*)

Margarida é uma mulher cis branca na faixa etária dos 30 anos que se encontra em um momento desafiador, buscando compreender a relação entre seu estado emocional e as condições de saúde ginecológica, como endometriose e ovários policísticos. Enquanto acompanha esses aspectos com um especialista em ginecologia, ela percebe a necessidade de olhar para sua experiência de vida de forma mais ampla, especialmente no que tange aos papéis que exerce e às emoções que a atravessam.

Atualmente, Margarida sente-se limitada e, de certo modo, aprisionada em seu papel de mãe, uma função que ela desempenha com dedicação e amor, mas que também lhe traz uma intensa sensação de solidão e sobrecarga. Com uma filha de 6 anos e um bebê de 11 meses, sua rotina é marcada por um trabalho contínuo e invisibilizado, algo que não encontra reconhecimento ou partilha suficiente em seu relacionamento afetivo. Seu marido, ao encerrar o expediente às 18 horas, valoriza o tempo de lazer para si mesmo, ignorando as demandas ininterruptas que ela enfrenta no cuidado com os filhos e com a casa. Além disso, Margarida expressa o desejo de ser percebida como mais do que mãe ou cuidadora. Ela busca o reconhecimento como um corpo com potencialidades, que deseja expandir outros papéis sociais em sua vida.

A história de Margarida revela um percurso de dor e negligência com seu baixo-ventre. Aos 10 anos, ela menstruou pela primeira vez. As cólicas intensas, desvalorizadas por sua mãe como mero fingimento, levaram Margarida a normalizar o sofrimento e a silenciar suas próprias necessidades. Foi apenas na adolescência, com o apoio da tia, que Margarida pôde finalmente buscar ajuda médica, recebendo o diagnóstico de endometriose e ovários policísticos.

Expressando o desejo de encontrar na terapia um meio de fortalecer sua conexão com o útero e os ovários e compreensão emocional do seu diagnóstico ginecológico, Margarida embarca em um processo terapêutico que busca explorar as memórias e os significados associados a essas partes de si. Para isso, foi proposta uma sessão de uterodrama como estratégia para aprofundar sua consciência corporal e emocional.

Após propiciar um estado de relaxamento e aquecimento na paciente, foi solicitado que Margarida compartilhasse o que estava visualizando no interior de sua região pélvica.

M: Nossa! Não é que eu estou sentindo muito o meu útero se mexer? Que negócio estranho! Deve ser porque estou menstruada.

P: Pois é... Quando nos concentramos, somos capazes de sentir, mesmo... O que você está vendo?

M: Eu só vejo o meu útero; os meus ovários, não... é difícil...

P: No seu tempo... vá entrando em contato...

M: Eu não consigo ver nenhum ovário... Meu útero está inchado e vermelho. Nossa, Laura, que bizarro... Ai... está doendo... estão muito doloridos, meus ovários.

P: O que está acontecendo?

M: Não sei. Dói. Dói bastante.

P: Então, vou pedir a você que agora seja o seu ovário dolorido. Ovário, o que dói?

M: Eu acho que eu não consigo isso.

P: Sem certo e errado.

M/ovário: Eu não sei. Eu estou doendo.

P: Que sentimento tem aí com você agora?

M/ovário: Ah... Eu não sei... (Alguns segundos mais espaçados de silêncio). Credo.

P: O que foi?

M/ovário: Eu não quero engravidar, não.

P: Está com medo de engravidar?

M/ovário: Sim.

P: Tem mais sentimento aí?

M/ovário: Não... Eu tenho medo aqui... Eu sou o ovário esquerdo, sou eu quem está doendo.

P: Do que você está precisando, ovário esquerdo?

M/ovário: Eu preciso liberar, não sei como. Tem muitos ovários grudados em mim, eu preciso tirar tudo isso daqui... liberar.

A paciente sai da personagem "ovário".

M: Eu tenho que me limpar, deixar sangrar e limpar tudo isso pela menstruação.

P: Agora você é o útero da Margarida. E você, útero, como está?

Nesse momento, o filho de 11 meses da paciente começa a chorar enquanto Margarida está realizando sua vivência.

M/útero: Eu não sei... estou inchado. Eu menstruo todo dia 10 e, desta vez, atrasei dez dias para vir.

P: O que será que aconteceu para você ter atrasado dez dias?

M/útero: O endométrio não quis me deixar menstruar. Eu preciso sangrar.

A paciente sai do personagem "útero".

M: Isso aqui está muito estranho. Meu Deus, parece que eu estou grávida.

A cliente ri (nervosa).

M: Minha barriga está enorme, está duas vezes maior que o normal, e minhas mãos estão muito pequenas, parecem mãozinhas de bebê. Laura, posso abrir os olhos e pegar meu bebê?

P: Claro, querida! Fica à vontade.

Margarida abre os olhos e pega seu filho, que para de chorar assim que fica no colo da mãe. Surgem algumas reflexões sobre qual poderia ser a necessidade de o endométrio reter algo, o que exatamente ele está retendo e por quanto tempo tem permanecido dessa forma... E se a cliente também tem retido algo em sua vida... Margarida compartilha que foi uma experiência muito bizarra, algo que nunca havia vivenciado antes.

M: Agora, depois de tudo isso veio uma cena da minha mãe. Eu fiquei menstruada no clube, e nunca ninguém tinha conversado comigo sobre isso. Eu fui ao banheiro e comecei a chorar muito, achava que estava morrendo. A moça do clube me acudiu e ligou para a minha mãe. Minha mãe foi lá me buscar e ficou rindo da minha cara de pânico e me explicou mais ou menos... bem mais ou menos...

M: Aí, quando eu era um pouco mais velha, uns 12, 13 anos, minha mãe ficava contando uma história para mim. Ela dizia que, quando ela trabalhava numa casa de internos psiquiátricos, havia uma moça louca que tinha dez filhos; e, daí, quando minha mãe estava grávida de mim, essa moça jogou uma macumba na barriga da minha mãe. Aí, minha mãe contava que, por causa dessa macumba, eu seria pior que a moça, teria mais filhos que ela.

P: Você sentiu medo quando ouviu essa história?

M: Não. Da primeira vez, não, mas depois que eu descobri como se faziam os bebês, sim. Mas é só agora que eu sei o tanto que eu sentia medo. Aí, com 17 anos, eu descobri os ovários policísticos. Eu tinha muita dor de cólica e muito medo de engravidar. Credo. Eu falava para todo mundo que não ia ter filho, que no máximo adotaria. Eu, hein... eu é que não ficaria louca igual àquela mulher.

Ao transformar útero e ovários em personagens e entrevistá-las, a paciente chega à cena da macumba que foi lançada sobre a barriga de sua mãe, revelando a relação transferencial estabelecida com ela. Surgem sensações de desamparo conservadas, especialmente na relação materna, quando Margarida começou a menstruar, ao enfrentar as crises de cólicas sozinha e ao lidar com a constante afirmação de que seria pior que a "mulher louca" internada.

Como Moreno interpretaria a presença insistente do número 10 no relato de Margarida sob a luz da numerologia cabalística? Aos 10 anos, ela experimentou a chegada de sua primeira menstruação; segue menstruando sempre no dia 10; e, recentemente, vivenciou um atraso de dez dias. Para além disso, uma profecia vinda de uma interna sugere que Margarida terá mais de dez filhos. Poderiam esses padrões numéricos refletir a ação do coinconsciente, da conserva colonial ou até mesmo dos cachos de papéis? De algum modo, esses números parecem tecer uma rede simbólica que conecta crenças, experiências e expectativas sociais e culturais da paciente às questões de fertilidade, maternidade e mulheridade.

Após meses de acompanhamento semanal, Margarida compartilha que está há três meses sem menstruar. O esquecimento em relatar essa ausência parece amplificar sua angústia, intensificada pelo medo de uma gravidez inesperada, mesmo já tendo realizado testes que descartaram essa possibilidade.

A paciente é aquecida para a facilitação do uterodrama. Na dramatização, ao estar dentro do seu útero, ela descreve:

M: Que negócio estranho.

P: Você pode descrever cor, cheiro, textura...

M: Aqui é como se fosse um círculo, meio oval...

P: Vá reconhecendo esse lugar e compartilhando para que eu consiga acompanhar os seus passos.

M: É só isso. E as paredes são vermelhas, um vermelho-escuro meloso e grudento.

P: Como você se sente reconhecendo essas paredes?

M: Ai! Que nojento! Eu me sinto com nojo.

P: E do que você precisa?

M: Eu preciso limpar tudo isso.

P: OK, compreendo. Margarida, agora eu vou pedir que você seja a sua parede grudenta, está bem?

M: Vou tentar.

P: Parede, quem é você?

M/parede: Não sei. Eu estou aqui, suja, cheia dessas coisas nojentas.

P: E de quais sentimentos você é feita?

M/parede: De medo e nojo, eu acho. É de nojo, mesmo.

P: E de quais memórias ou cenas da vida da Margarida você é feita?

A paciente sai do personagem "parede".

M: Ai, Laura! Isso me lembrou do sonho que eu tive hoje à noite com meu ex-namorado, eu fiquei muito assustada com ele me perseguindo. Não gostei nem um pouco.

P: Foi uma relação abusiva que lhe causou muitos machucados. Uma situação injusta com você. Mas, se for possível, peço que continue sendo a parede da Margarida. Parede, você é feita de memórias de relações abusivas da história de vida da Margarida?

M/parede: Sim, por exemplo, desse ex-namorado.

P: Que mensagem você gostaria de deixar para a Margarida, agora que ela pode ouvir você?

M/parede: Não sei... não consigo pensar.

P: Tranquilo. Você decide no seu tempo.

Seguem-se alguns instantes de silêncio.

M/parede: Eu gostaria de dizer que a Margarida precisa desligar o botão de viver no piloto automático, é assim que ela vem vivendo durante um tempo.

P: OK. Pode voltar a ser a Margarida que está aí dentro do seu útero. O que você gostaria de fazer agora?

M: Vou limpar isso aqui.

P: Certo! Como você está limpando?

M: Eu peguei uma mangueira e estou jogando água em tudo.

Mais alguns instantes de silêncio.

P: Como está a limpeza aí?

M: Eu peguei um rodo bem grande para conseguir limpar essas paredes, agora estou passando no teto.

P: Existe um lugar para onde essas coisas grudentas escorrem?

M: Existe, mas eu ainda estou passando o rodo.

Após um momento introspectivo da paciente, ela compartilha:

M: Pronto, limpei tudo.

P: Que ótimo! Já escorreu tudo? Como você se sente agora aí dentro?

M: Sim! Agora eu me sinto muito mais aliviada, acolhida, leve e tranquila.

Na sessão seguinte, Margarida compartilha um sonho vivido na noite anterior ao retorno da menstruação. Ela descreve ter sonhado com a menstruação descendo, e, no outro dia, enquanto brincava com a filha, sentiu o fluxo começar a descer. Imediatamente foi ao banheiro e retornou feliz com a menstruação que escorria. Parece que Margarida estabeleceu uma conexão mais profunda com seu útero após nossa vivência.

A personagem "parede" parece refletir as barreiras emocionais que ela estabeleceu ao longo da vida, possivelmente como uma defesa contra as feridas causadas pelas relações transferenciais. Essas barreiras podem ser vistas como uma forma de proteção contra as lembranças dolorosas da relação com sua mãe e com ex-companheiros, marcada por abusos psicológicos, físicos e emocionais.

A vítima, que aparece frequentemente em sua linha do tempo, parece emergir como uma figura que, ao longo dos anos, se manteve como uma representação das experiências traumáticas vividas na infância. Esse papel foi internalizado pela paciente, gerando uma persistente sensação de impotência e abandono. A falta de memórias de carinho no relacionamento com a mãe — no qual o abuso substituiu a capacidade de acolhimento e amor — é uma expressão do bloqueio da espontaneidade-criatividade. A atuação dessa mãe no papel complementar interno patológico (abusador/a) contracenou e continua contracenando com seus papéis sociais. Essas camadas de experiências e papéis internos ainda reverberam na sua vida adulta, pedindo, talvez, a oportunidade de ser ressignificadas e superadas por meio do trabalho terapêutico.

Por meio do uterodrama, conhecemos outra personagem da paciente, o piloto automático, que, de alguma maneira, auxilia Margarida a tolerar todos os abusos que sofreu na sua história de vida e vem sofrendo em seu casamento, em que as atitudes de sua mãe que não a reconhecia são reatualizadas. Mais do que isso: também a ajuda a guardar e acumular esses abusos e "sapos engolidos" dentro de si, como ficou evidente na dramatização dentro do seu útero. Essa personagem está relacionada às lógicas afetivas de conduta que Margarida conservou ainda na infância: "Tenho que sacrificar minhas necessidades para ser amada". E é isso que a paciente continua fazendo em sua vida, abdicando de seus desejos por medo de perder o amor do outro.

Infelizmente, a exploração do trabalho reprodutivo é normalizada em nossa sociedade, mais uma conserva colonial que encara a maternidade como uma função inerente ao papel da mulher. Isso se configura como uma forma de violência disfarçada de amor, um trabalho não remunerado mascarado como expressão de afeto. De acordo com a psicóloga Geni Núñez (2023), no sistema monogâmico, misógino e capitalista, as mulheres enfrentam uma sobrecarga de tarefas que limita seu tempo para descanso, lazer e projetos pessoais. Muitas vezes, elas adiam ou abandonam seus próprios sonhos e projetos enquanto seus parceiros avançam em suas trajetórias. Há uma presunção de que homens cis, especialmente brancos, são mais aptos para decidir como usar o tempo e o dinheiro coletivos, enquanto as ideias das mulheres e de pessoas sexo-gênero dissidentes são desvalorizadas. Apesar disso, sua força de trabalho continua a ser explorada.

É genuíno o desejo de que Margarida siga superando suas conservas coloniais ao longo do processo terapêutico, encontrando novas possibilidades espontâneas e criativas para as situações conservadas de sua vida. Por exemplo, ao limpar suas paredes/relações, ela pôde sentir-se mais tranquila e confortável — essa dramatização permite que a paciente saia de sua passividade e experimente autonomia. Além de ter menstruado após essa sessão, unido ao seu processo terapêutico, a paciente tem conseguido, aos poucos, se posicionar mais no relacionamento, assumir outros papéis em sua vida e fortalecer sua rede coletiva e afetiva.

É importante pontuar o racismo religioso presente na história contada pela mãe da paciente, que associou a palavra "macumba" a ações negativas. Essa associação constitui uma das bases da construção do imaginário social brasileiro marcado pelo racismo, que precisou desvalorizar as religiões de matriz africana para sustentar um projeto colonialista de dominação e morte. Neste ponto, exalto meu profundo respeito pelas religiões de matriz africana, pelas resistências dos terreiros, e reafirmo que, enquanto profissionais da psicologia comprometidas/es/os com uma prática antirracista, precisamos estar atentas/es/os e atuantes no enfrentamento da intolerância religiosa.

Jasmim: "Acho que agora eu não sirvo para mais nada" (sessão presencial)

Jasmim é uma mulher cis de 40 anos, mãe de uma filha criança e de um filho pré-adolescente. Ela é divorciada e permaneceu em processo terapêutico por quatro meses. Buscou a terapia como auxílio em seu caminho de autoconhecimento e para enfrentar as dificuldades presentes em seu relacionamento afetivo atual, no qual se sentia constantemente controlada.

Em uma das sessões, Jasmim revelou um sentimento crescente de confusão que tem permeado seus dias. Ela identificou que suas queixas relacionadas ao terror noturno, à necessidade de controle e às alterações físicas e emocionais causadas pela menopausa precoce têm agravado sua dificuldade para dormir. Essa combinação de fatores parece intensificar seu estado de alerta e desconforto, tornando suas noites um reflexo da inquietação interna.

Jasmim relatou que o terror noturno teve origem em traumas vivenciados durante um casamento abusivo, no qual era violentada sexualmente por seu então marido enquanto dormia. Foram necessários anos para que ela conseguisse identificar e confrontar essas violências, que frequentemente ocorriam após ela consumir bebidas alcoólicas, deixando-a em um estado de vulnerabilidade e ausência, conforme descreve. Esses episódios deixaram marcas profundas, não apenas em sua relação com o corpo, mas também em seu estado psicológico, intensificando um sentimento de insegurança durante as noites. Jasmim reconhece que ainda está no processo de digerir e ressignificar o sofrimento causado por essas experiências traumáticas.

No final da sessão anterior ao relato do trauma, Jasmim compartilhou uma memória que lhe causava grande angústia: aos 20 anos, foi forçada por seu pai a realizar um aborto. Com lágrimas nos olhos, mencionou como esse evento ainda ecoa em sua vida, especialmente agora, ao refletir sobre a possibilidade de sua filha abortada estar na mesma faixa etária que ela tinha na época. Jasmim partilhou que tinha um pressentimento de que o bebê seria uma menina.

Porém, ao nos reencontrarmos na sessão seguinte, Jasmim pediu que não trabalhássemos o tema do aborto. Ela relatou estar se sentindo confusa e preferiu direcionar a conversa às queixas já descritas anteriormente, relacionadas ao terror noturno. Apesar da decisão da paciente de não explorar diretamente o aborto, o útero emergiu como uma temática central e interconectada. Ele parecia estar simbolicamente ligado a diversos aspectos de sua vivência: os sintomas da menopausa precoce, o trauma do aborto forçado e o impacto profundo do terror noturno, este último associado aos abusos sofridos durante seu casamento. A escolha de Jasmim refletiu sua necessidade de conduzir o processo terapêutico no ritmo de sua própria elaboração interna, respeitando o tempo necessário para acessar memórias e significados tão delicados.

Conforme relatado por Jasmim, nos últimos tempos, seu útero tem emitido sensações desconfortáveis, especialmente durante os episódios de "calorões noturnos". Considerando a recorrência e a intensidade dessas manifestações, propus um trabalho terapêutico para explorar mais profundamente essas sensações e compreender os significados emocionais e simbólicos associados a elas. A intenção, genuína e terapêutica, era investigar como essas experiências corporais podem estar relacionadas aos traumas vivenciados, aos sintomas da menopausa precoce e aos processos psíquicos em curso, oferecendo à paciente um espaço seguro para acessar e elaborar suas vivências internas.

Jasmim se aconchega no sofá e o aquecimento é iniciado.

P: Se você relaxar mais um pouquinho, vai conseguir sentir o seu útero pulsando como um coração.

A paciente sorri.

J: Eu consigo sentir.

P: Legal. Agora, com toda a sua atenção voltada para o seu útero e os ovários, o que você consegue ver internamente? Como eles são?

J: É tudo muito novo para mim. É como se fosse um lugar inabitado. Eu nunca estive aqui antes. Eu acho que é um lugar muito bonito, com flores, um lugar sagrado.

P: Eu também acho! Mas você consegue ver essas flores agora ou você acha que esse lugar é assim?

J: Eu acho que ele é muito bonito.

P: Entendi. Jasmim, agora eu gostaria que você fosse o seu útero para que eu pudesse conversar um pouco com ele, pode ser?

J: Pode.

P: Útero, me conte um pouco sobre você, sua história...

J/útero: Eu sou o útero da Jasmim... Sempre foi muito complicado, muitas dores, ciclos irregulares, cólicas. Eu já fiz um aborto, mas também já gerei duas vidas lindas. Eu estou parando de trabalhar, eu vinha trabalhando cansado, minha menstruação estava bem feia nos últimos anos, aparecia com umas placas. Agora eu não trabalho mais.

P: A Jasmim me contou que você começou a menstruar cedo, o que você queria com isso?

J/útero: Sim, ela era uma criança, tinha só 10 anos. Mas, pensando agora, eu acho que eu queria fazer parte dela, queria que ela me notasse. Mas doía muito, ela tinha muitas cólicas, doía até as pernas, ela ficava deitada de tanta dor.

P: E por que você doía?

J/útero: Para machucá-la. Eu acho que ela acha que eu a atrapalhava. Mas não faz sentido eu querer seu mal, né? Eu sou tão do bem. Mas agora estou atrapalhando de novo.

P: Como assim?

J/útero: Ah! Estou causando vários efeitos por conta da menopausa. Eu comecei muito cedo, né? Então, tenho que parar antes, também. Eu parei.

P: E que função você tem agora?

J/útero: Nenhuma, né... Ela não vai mais engravidar, já gerou vida... Minha função é essa. Mas ela não me aceita muito bem, não aceita a menopausa.

P: Então, por conta da menopausa, você, útero, só fica aí e não serve para mais nada?

J/útero: Acho que agora eu não sirvo para mais nada.

P: Sabe, útero, vou compartilhar contigo uma crença que levo comigo, tudo bem?

J/útero: Tudo bem.

P: Eu acredito que a função do nosso útero de gerar vida seja apenas uma pequena porcentagem de todas as suas funções. Eu o percebo como um reloginho emocional e como nossa capacidade de criação para além de crianças. Ele é algo meu, e não para servir apenas aos outros. Considero a menopausa como um momento de maturidade e sabedoria. Antes dela, nós estamos sempre transitando por mais ou menos quatro disposições energéticas ao longo do ciclo menstrual. É importante aprendermos a nos ouvir, ouvir o nosso corpo, para aprender a usar essas energias a nosso favor. Quando a menopausa chega, é como se essas quatro energias se unificassem, não precisamos mais aprender a lidar com as energias separadamente dentro de um ciclo. Nesse momento, ocorre a totalidade dentro da gente... Nós passamos a assumir o poder de escolha de estar comandando o momento em que cada uma dessas energias pode aparecer. Para mim, é o ápice da sabedoria, mas não experimentei ainda esse momento... Talvez você consiga me falar melhor se faz sentido ou rever os sentidos e o significado da menopausa para você.

J/útero: Nossa... é tão bom ouvir isso, me conforta. Eu acho que a Jasmim não me aceita, não aceita o que está acontecendo com ela, não para para se ouvir. E, realmente, com a chegada da menopausa, a vida da Jasmim revirou toda. Desde então, vem sendo acompanhada de muita sabedoria e autoconhecimento.

P: Quais sentimentos tem aí com você?

J/útero: Eu me sinto confuso, está difícil... Eu me sinto impaciente e desconectado.

P: Do que você precisa?

J/útero: Eu preciso me conectar, eu preciso que a Jasmim me aceite e me veja.

P: Antes de nos despedirmos, que mensagem você gostaria de deixar para a Jasmim?

J/útero: Eu quero que ela acolha a sua menopausa, que olhe para mim, se conecte mais com o corpo dela e aprenda que eu não estou aqui para atrapalhar.

Na realidade suplementar, o útero de Jasmim ganhou vida, tornando possível a realização de uma entrevista com essa personagem simbólica. Durante essa sessão de psicodrama, emergiram diversas lógicas sócio-histórico-culturais profundamente arraigadas, que tratam o corpo feminino como objeto e propriedade do pai ou do marido. Jasmim relembrou, com pesar, como foi forçada pelo pai a realizar um aborto, mesmo contra sua vontade, e como enfrentou as violências sexuais absurdas e recorrentes durante seu casamento.

Outra conserva colonial que emerge é a crença de que o útero existe exclusivamente para a geração de filhos; em outras palavras, ele é visto como um órgão à disposição do outro, desprovido de significado ou função própria para quem o carrega. Quando a paciente expressa que sente seu útero como "ausente de função" e "um incômodo", seu relato ecoa o discurso machista perpetuado pela medicina clássica, que frequentemente reduz o útero a duas possibilidades: ser um veículo de reprodução ou o foco de doenças.

Essa visão de desencantamento do corpo limita a complexidade simbólica e emocional do útero, reforçando a ideia de que ele não possui valor intrínseco para a subjetividade das pessoas. Resgatar o útero como espaço de potência criativa e simbólica, desvinculando-o dessas conservas, é um passo importante no processo terapêutico de descolonização do corpo e na construção de uma nova narrativa, em que o corpo é reconhecido como fonte de autonomia e conexão interna.

Essa lógica colonial perpetua o papel histórico, colonizado e social conservado que atribui à mulher a função compulsória de ser mãe, reduzindo sua existência à capacidade reprodutiva. É importante reconhecer que essa narrativa não é natural ou universal, mas produto de um processo histórico, cultural, moderno e político que moldou e limitou a experiência das mulheres — e de pessoas sexo--gênero dissidentes — ao longo do tempo. Na clínica, esse trabalho requer sensibilidade e um compromisso ético-político com abordagens mais inclusivas e conscientes, que validem as múltiplas possibilidades de existência além das normativas hegemônicas.

Podemos perceber, no relato de Jasmim, como os tabus em torno da menstruação atravessaram sua trajetória, reforçando crenças de que possuir um útero ou menstruar representaria um fardo inevitável. A percepção da menarca como algo próximo a uma ferida — não apenas física, mas social — revela o peso das conservas coloniais que transformam um processo natural em uma experiência de vergonha e dor. A metáfora da ferida social aberta que sangra traduz poeticamente esse efeito individual e coletivo, que marca não só o corpo, mas também a subjetividade e o imaginário social.

A ideia de que a menstruação atrapalha é profundamente enraizada em conservas coloniais que ignoram a saúde menstrual e perpetuam a noção de que os ciclos do corpo são um obstáculo, e não uma parte natural e poderosa da existência. Essa percepção reflete um sistema que patologiza o corpo, em vez de oferecer suporte e educação para que a pessoa o compreenda e se conecte com sua complexidade.

Dores intensas ou sangramentos anormais não deveriam ser tratados com leviandade. Em vez de ser ignorados ou naturalizados, devem ser reconhecidos como condições legítimas que demandam atenção médica e acolhimento. Ao mesmo tempo, devemos reconhecer que a saúde menstrual vai além do tratamento de sintomas: envolve também a criação de espaços que permitam uma relação saudável e libertadora com o próprio corpo. É uma prática de reencantamento e de maior generosidade consigo mesmo.

A sociedade machista, marcada por estruturas cis-heterocoloniais e capitalistas, perpetua o dessaber reducionista de que a mulher na menopausa é inválida, velha ou sem propósito social. Nesse contexto, a menopausa é frequentemente tratada como um marcador de perda — da fertilidade, da juventude e da utilidade cis feminina —, desconsiderando sua potência como uma fase transformadora da vida.

Aprender a viver com a menopausa, portanto, significa transmutar os estigmas e os atravessamentos culturais que diminuem a complexidade dessa experiência — sem desconsiderar o acompanhamento de uma profissional da ginecologia. Esse processo convoca o reecantamento do corpo, reconhecendo a menopausa como possibilidade outra de existência. Lembremos que a experiência da menopausa é múltipla e atravessada pelos marcadores sociais de classe, raça, sexualidade, deficiência, gênero e território. Assim como na menarca se naturalizam as dores, na menopausa também se costumam naturalizar os incômodos. Como, então, acolher esses momentos de transição sem que a indústria médica e farmacêutica imponha intervenções desnecessárias? O que precisamos transmutar para que esses corpos possam viver esses momentos com mais dignidade? Existe a possibilidade de a menopausa ser uma via de produção de novos sentidos?

Superar essa conserva colonial demanda um trabalho que abarque não apenas os aspectos corporais e emocionais, mas também os sociais e políticos. Isso envolve cismar acerca dos discursos que reduzem pessoas com útero ao papel reprodutivo e criar espaços de diálogo e cuidado que respeitem a singularidade de cada vivência.

Quando Jasmim expressa, por meio do seu "útero", a frase "Acho que agora eu não sirvo para mais nada", ela dá voz a uma cultura opressora que foi profundamente internalizada ao longo de sua história. Essa declaração reflete as pressões externas e as crenças enraizadas que moldaram sua visão de si mesma e do valor do seu corpo. Essas pressões externas — des-fruto de normas sociais binárias que ditam o que é "certo" ou "errado", "válido" ou "inválido" — ecoam ideologias moralistas e cis-heterocoloniais. Contudo, as forças opressoras externas dialogam com conservas internas, rígidas e cristalizadas, que coexistem em constante tensão com o desejo de espontaneidade e transformação. Essas conservas, frequentemente ligadas a vivências de trauma e submissão, atuam como barreiras que restringem a capacidade de gerar novas respostas e percepções. Por meio do uterodrama, ao encontrar pistas de ações mais potentes e alegres, Jasmim confronta a força opressora, desvelando possibilidades de transmutações, rompendo com lógicas antigas e permitindo-se aventurar-se a formas mais criativas de pensar e existir.

Na clínica, o fortalecimento do papel profissional de Jasmim emerge como uma necessidade importante, especialmente diante da maneira como ela se percebe aos 40 anos. Ao se descrever como uma "vovozinha costureira de esquina", Jasmim revela sentimentos de subestimação e incapacidade, associados à sensação de estagnação em sua carreira. Essa autoimagem se entrelaça com o relato do "útero" em seu processo terapêutico, descrito como um órgão desprovido de função ou trabalho, criando um paralelo simbólico entre o corpo físico e o espaço psicológico e social que ela ocupa.

Nesse estudo de caso, o útero transcende sua função biológica para se tornar uma metáfora, representando a forma como Jasmim se enxerga: uma pessoa que sente ter perdido seu propósito e seu valor na sociedade. Assim como ela acredita que seu útero "não trabalha mais", também experimenta a sensação de ser irrelevante ou ultrapassada em seu papel profissional. Esse processo evidencia a necessidade de abordar, além da ressignificação do corpo, também a reconstrução de uma identidade que reafirme sua potência e sua capacidade criativa.

Sem a pretensão de buscar dar sentidos, mas facilitando a insurgência de sentidos outros, compartilho fragmentos da experiência menstrual de Jasmim. A última menstruação de Jasmim, ocorrida em junho de 2021, foi descrita como irregular, caracterizada por coágulos e pedaços, refletindo um ciclo que parecia fragmentado e sem vitalidade. Se refletirmos sobre a natureza cíclica do corpo sem o exercício do pensamento crítico, corremos o risco de reduzir o desconforto menstrual a uma experiência individual e isolada, o que pode levar à sensação de culpabilidade. No entanto, tanto os ciclos corporais quanto aquilo que se entende por "natureza do ser" são atravessados por fatores sociais, psicológicos e culturais. No corpo de Jasmim, há algo que ultrapassa o fisiológico, apresentando, como aponta a conceituação ampliada de saúde, a articulação entre o biológico, o social, o psicológico e o espiritual.

É nesse território ampliado de sentidos outros que se inscreve a experiência uterodramática. Após a vivência do uterodrama em agosto de 2021, algo significativo emergiu: em setembro, Jasmim compartilhou, com alegria, que havia menstruado novamente. À diferença das experiências anteriores, descreveu um fluxo intenso, com duração de sete dias, e um sangue "bem vivo" e "vibrante". Esse rastro de sangue escarlate no seu caminho — após longos períodos marcados por sangramentos escassos, fragmentados e breves, de meros dois dias — oferece pistas para reterritorializações outras.

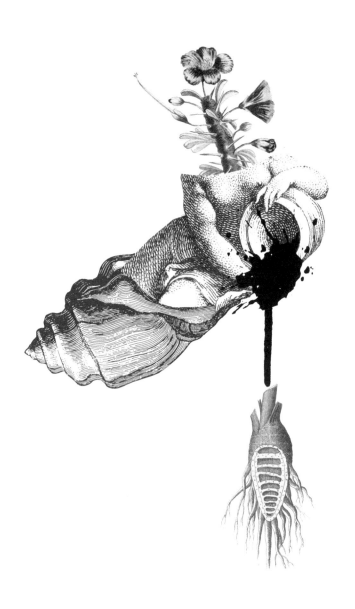

Fluxos menstruais outros

Ao longo destas imagens-palavras, embarcamos em uma jornada rizomática, desmistificando narrativas históricas cristalizadas e explorando análises socionômicas que interconectem o útero, a menstruação política, o psicodrama e outros. Propomos o uterodrama como um caminho de cultivo e reconexão, uma vivência que facilita o resgate dos corpos-territórios que enfrentam (des)territorializações, monoculturas e os efeitos devastadores dos agrotóxicos nas relações-florestas que permeiam suas histórias de vida.

Esses corpos, endurecidos pelos discursos hegemônicos, encontram-se privados de nutrição social, emocional e espiritual. Dessa escassez relacional e afetiva — marcada por maus encontros — podem emergir tanto complicações ginecológicas quanto uma sensação profunda de desconexão consigo. A ausência de nutrientes emocionais manifesta-se, muitas vezes, sob a forma de um controle rizomático que restringe a insurgência da espontaneidade e da criatividade. Esse controle não se limita mais às estruturas rígidas, à reprodução de padrões binários entre vigilante e vigiado ou ao caráter punitivo do panóptico. Ele se reinventa em formas mais sutis, capilares e sedutoras, articulando-se à lógica da mobilidade, do global e das dinâmicas sinópticas (Grisci, 2008).

Esse modo antivida, engendrado pelas políticas de morte, infiltra-se nas relações rizomáticas, marcadas por linhas transferenciais com os venenos de um pensamento social fragmentado e saturado pelas conservas coloniais. Esse envenenamento produz um estado de desconexão que cristaliza os fluxos conectivos dos corpos, restringindo sua potência desejante e sua capacidade de se encantar na vida.

Nessa tecitura com as linhas de fuga, adentrando terrenos outros, busca-se a criação de novas conexões que ultrapassem a compreensão dos discursos históricos e culturais que cristalizam nossos corpos. Propomos uma interconexão voltada à produção de bons encontros — alegres, potentes e regenerativos. O uterodrama emerge, então, como via de reconexão com a magia da vida, desenhando linhas de fuga que desarticulam conservas e oferecem pistas para novas reterritorializações.

As histórias de vida, generosamente compartilhadas, compuseram um caleidoscópio vivo, representando a complexidade e as múltiplas facetas da experiência humana. Essas narrativas mostram que o antimétodo do uterodrama (des)configura-se como uma abordagem produtora de vida, facilitando o agenciamento da expansão da espontaneidade-criatividade nas pessoas acompanhadas ao longo das sessões de psicoterapia psicodramática.

Como já mencionado, o uterodrama se inspira na movência dos fluxos aquáticos. Sua forma de agenciamento está intrinsecamente conectada ao estilo de cada direção terapêutica, o que possibilita uma adaptação múltipla e dinâmica do método a diferentes contextos, demandas e intuições de quem o escolhe como corredeira do (im)possível. Essa característica aquosa fortalece seu efeito produtor de vida, promovendo encontros que respeitam a singularidade e a multiplicidade das histórias.

Os saberes, não apenas os aqui apresentados, mas todos aqueles que favoreçam o bom encontro vivo e orgânico, habitam a (co)existência aberta e inacabada, tal como a natureza: múltipla e circular. O tema abordado neste livro, com suas complexidades e camadas, configura um vasto campo que flui a partir da (re)conexão e do fluxo coletivo com nosso meio.

Nesse sentido, as palavras de Antônio Bispo (2023, p. 30) nos lembram como todas as formas de existência estão em infinitos movimentos de confluência. "Transfluindo somos começo, meio e começo. Porque a gente transflui, conflui e transflui. Conflui, transflui e conflui. A ordem pode ser qualquer uma." Assim, confluímos para provocar inundações outras, produzindo a interconexão de projetos políticos de vida e saberes contracoloniais em suas múltiplas formas.

Essas palavras ramificam a ideia de que o conhecimento não segue um percurso linear ou definitivo, mas se desloca em fluxos (des)contínuos, nos quais os movimentos de confluir e transfluir nos situam em constante processo de transmutação. A busca pelo resgate da espontaneidade-criatividade e pela reconexão com o corpo é também um modo de confluir, em que o universo do inacabado impulsiona a regeneração e a possibilidade de encontros-agenciamentos outros.

A partilha de Nêgo Bispo, oriunda das terras férteis e quilombolas do Maranhão, nos oferece pistas para a produção de mundos outros. Sua cosmologia potencializa a revolução criadora moreniana, inspirando caminhos para projetos políticos de vida e para a destruição dos modos operantes colonialistas. É a potência da magia que insurge nas encruzilhadas da vida. O poema "Encontro de dois", de Moreno, dá forma à produção de sentidos e mundos outros, ao nos lembrar da importância do compartilhar, do criar, de questionar a ciência, da escuta mútua, dos encontros cósmicos...

O encontro de dois pode ser de três, de dez, de infinitos — um encontro rizomático. O rizoma, como descrito por Deleuze e Guattari (1995), revela a vida como um sistema de conexões dinâmicas, sem início nem fim, composto por linhas e agenciamentos em constante movimento. Diferente de estruturas hierárquicas ou centralizadas, ele é marcado pela conexão e pela heterogeneidade: todos os pontos se cruzam, formando uma realidade complexa, na qual múltiplas existências coexistem e interagem. É um campo de experimentação contínua, em que as linhas podem se estratificar, ganhando forma, ou permanecer fluidas, criando possibilidades. A desterritorialização e a reterritorialização reconfiguram territórios, mantendo-os vivos, potentes e abertos ao novo. Essa potência criativa sustenta as diferenças e impulsiona o devir, o movimento incessante rumo à transformação, à reinvenção e à criação de novas realidades. O encontro, assim, supera a linearidade e a fixidez, tornando-se um espaço de fluxo e metamorfose, onde o inesperado brota por meio das conexões.

Nesse sentido, a intenção é propor uma devir-menstruação, transmutando novos fluxos a partir da temática, mantendo-a como um campo fértil para novas interrogações e possibilitando o surgimento de pesquisas outras. A prática uterodramática também se manifesta como uma filosofia e um modo ecológico de se relacionar, comprometido com a superação do racismo, da transfobia, do capacitismo, da expropriação da natureza e da concepção hegemônica de que algumas vidas são mais vivíveis do que outras. Nessa linha, aderimos ao apelo de Nêgo Bispo (2023, p. 33) às pessoas brancas: "Educar sua geração neta para que não ataque a minha geração neta".

Não há como reflorestar o psicodrama, as ideias, as relações, os corpos, os rios, a Terra, sem que se reconheça a luta indígena pela demarcação das terras e pela criação de alianças afetivas. Como nos lembra Ailton Krenak (2020, 2022), a urgência de fortalecer essas alianças se dá pela iminência da extinção, que nos leva à conscientização de que estamos todos diante da possibilidade de a Terra não suportar nossa demanda e à necessidade de imaginar outros mundos. Da mesma forma, não podemos ficar em silêncio perante as atrocidades do projeto laboratorial e colonialista de genocídio contra o povo palestino. Segundo a psiquiatra Samah Jabr (2024), os políticos israelenses desumanizam as mulheres palestinas, referindo-se ao útero delas como "bombas-relógio demográficas".

Frente a essa lógica de morte, o devir-escarlate se des-re-territorializa como espaço criativo de resistência, regeneração e solidariedade planetária, cultivando territórios-florestas terapêuticos alinhados a projetos políticos de vida, às multiplicidades e às singularidades de cada corpo-relação. É um convite à superação das normas e hierarquias sociais que limitam a autenticidade e a potência desejante dos corpos, abrindo caminhos para que as diferenças insurjam como força de transmutação e de bem-viver.

Por meio das histórias de vida compartilhadas, compreendeu-se que os sofrimentos vivenciados pelas pessoas atendidas não são apenas efeitos de uma conserva colonial, mas também expressões de uma matriz sociocultural histórica e ancestral. Reconhecendo essas camadas, esta pesquisa-rizoma, tecida por múltiplas demãos, se propõe a liberar o potencial criativo e a reconfigurar narrativas pessoais e sociais que, ao longo do tempo, foram moldadas e marcadas por estruturas de opressão e dominação. Ao oferecer um espaço seguro para a nutrição dessas histórias, o psicodrama ajuda a transformar memórias de dor e sofrimento em narrativas de potência e reinvenção. Por meio dessa abordagem, cada processo terapêutico torna-se também um ato de resistência frente às forças que buscam silenciar, subjugar ou minimizar as vivências de pessoas e comunidades historicamente marginalizadas.

Mesmo com o tecimento de retalhos das histórias de vida dos atendimentos clínicos, buscou-se priorizar um encontro terapêutico que transbordasse os limites do consultório, incorporando também os contextos grupais e socioambientais nos quais as pessoas acompanhadas estavam inseridas. Nesse sentido, compreendeu-se que paciente e psicoterapeuta partem de localidades e experiências socioculturais distintas, o que demandou atenção cuidadosa aos marcadores de gênero, raça, território, deficiência e classe, pois estes exercem papel central na forma como as dores individuais, sociais e estruturais emergem e são vivenciadas. Esses marcadores oferecem um viés crítico para examinar como opressões, privilégios e resistências dialogam e se tensionam, possibilitando uma análise mais profunda das experiências vividas. A descolonização não acontece de forma isolada, mas na relação. É preciso que haja escuta sensível, pensamento crítico e práticas que se permitam ser atravessadas pelo movimento vivo de reflorestamento dos corpos-territórios. Nessa reinvenção, o psicodrama emergiu como via potente, ao permitir a expressão de sentimentos e vivências ligados ao útero, facilitando (re)conexões com experiências corporais, emocionais e sociais.

Não para concluir, mas para confundir, desterritorializar e seguir esse devir-rio-de-sangue que escorre: descolonizar o útero, ou o corpo-território, é um desafio multifacetado, ainda mais em contextos saturados pelo exercício de poder da sociedade cis-heterocolonial. Palavras desonestas, pretensiosas e transfóbicas reverberam como armas simbólicas, perpetuando danos e moldando narrativas que oprimem. A violência, tanto física quanto psicológica, corrói a saúde mental e envenena a teia relacional, diluindo as possibilidades de cuidado e (re)conexão. A ignorância, aliada do poder, alimenta a segregação e sustenta ciclos de ódio e exclusão.

Estas páginas, (des)tecidas de linhas vermelhas, longe de buscar respostas definitivas, propõem dançar nas brechas das micropolíticas das relações, oferecendo caminhos pelos quais a multiplicidade das existências pode ser vivida e reconhecida. É um convite a cismar diante dos discursos dados, questionar dicotomias e coabitar mundos plurais, respeitando os devires que os atravessam. Assim poderemos desafiar e transmutar as estruturas opressivas, facilitando bons encontros e cultivando práticas de bem-viver neste imenso caleidoscópio vivo que é o planeta Terra.

Ao cultivar uma reflexão crítica sobre as normas e expectativas sociais que restringem corpos e subjetividades, seguimos irrigando territórios de possibilidades — não na promessa de uma conclusão, mas na soma dos fluxos desviantes. Esse devir-menstrual busca coabitar uma realidade mais justa, em que o potencial criativo e transformador de todos os corpos possa emergir e confluir, nutrindo histórias e redes de cuidado nessa grande floresta.

Na utopia ativa de ser mais um corpo-território múltiplo a integrar essa vasta floresta de contribuições para a saúde mental coletiva, busca-se inspirar a produção de pesquisas outras sobre o tema e o antimétodo apresentados nestas páginas. Tais investigações têm o potencial de ramificar novas conexões e compreensões sobre as complexidades aqui partilhadas, ampliando os caminhos para descolonizar o corpo-território e transmutar-nos em florestas de afecções plurais.

Pela produção coletiva dos bons afetos, para que possamos, juntes, cultivar transmutações e expandir a potência de ação das corpas trans, não binárias e de todas as pessoas que menstruam em dissidência.

> [...]
> *Meu cérebro criativo,*
> *Ovo,*
> *Óvulos,*
> *Ovário.*
> *Será que foram tirados?*
> [...]
> *Eu preciso deles para ficar na história,*
> *Mesmo sendo filhos do cérebro.*
> *Eu preciso deles para continuar a história.*
> [...]
> *Ovo, óvulos, ovário.*
> *Revivi, revivi.*
> *Continuo a ser uma Maternidade Artística.*
> *Continuo a ser o Olho do Cérebro Criativo.*

Eli Heil, *Vomitando sentimentos*

Referências

Acosta, A. *O bem viver — Uma oportunidade para imaginar outros mundos*. São Paulo: Elefante, 2016.

Adaid, F. "Homofobia e misoginia na pré-história: genealogia da violência". *Revista Ártemis*, v. 2, n. 1, p. 27-36, 2016. DOI: 10.15668/1807-8214/artemis.v21n1p27-36.

Agência Brasil. "STJ rejeita anulação da audiência no caso Mariana Ferrer". *Agência Brasil*, 2024. Disponível em: https://agenciabrasil.ebc.com.br/justica/noticia/2024-12/stj-rejeita-pedido-de-anulacao-da-audiencia-do-caso-mariana-ferrer#:~:text=O%20Superior%20Tribunal%20de%20Justiça,também%20mantém%20absolvição%20do%20empresário. Acesso em: 13 maio 2025.

Agência Senado. "Bolsonaro veta distribuição de absorventes a estudantes e mulheres pobres". *Senado Notícias*, 7 set. 2021. Disponível em: https://www12.senado.leg.br/noticias/materias/2021/10/07/bolsonaro-veta-distribuicao-de-absorventes-a-estudantes-e-mulheres-pobres. Acesso em: 21 maio 2025.

Akotirene, C. *Interseccionalidade*. São Paulo: Jandaíra, 2020.

Alessi, G. "Mulheres enfrentam alta de feminicídios no Brasil da pandemia e o machismo estrutural das instituições". *El País*, 2020. Disponível em: https://brasil.elpais.com/brasil/2020-12-29/mulheres-enfrentam-alta-de-feminicidios-no-brasil-da-pandemia-e-o-machismo-estrutural-das-instituicoes.html. Acesso em: 21 maio 2025.

Alves, S. "Julgamento de influencer Mariana Ferrer termina com tese inédita de 'estupro culposo' e advogado humilhando jovem: imagens inéditas da audiência mostram defesa do réu usando fotos sensuais da jovem para questionar a acusação do estupro". *The Intercept Brasil*, 2020. Disponível em: https://theintercept.com/2020/11/03/influencer-mariana-ferrer-estupro-culposo/. Acesso em: 1 maio 2022.

ANDRADE, J. O. S. *A crise da filosofia messiânica*. Tese (para concurso da Cadeira de Filosofia) — Faculdade de Filosofia, Letras e Ciências Humanas, Universidade de São Paulo, 1950.

ANTUNES, L. "O que é pobreza menstrual e como ela pode agravar durante a pandemia de covid-19". *O Globo*, 2020. Disponível em: https://oglobo.globo.com/celina/o-que-pobreza-menstrual-como-ela-pode-se-agravar-durante-pandemia-de-covid-19-24446848?GLBID=10fe0f2f70cc6431936cb43b799ebd623514f4c7468434377797965344355566d75466b3856336a70544c7451446b71. Acesso em: 21 maio 2025.

ASSUMPÇÃO JR., F. B.; SPROVIERI, M. H. *Introdução ao estudo da deficiência mental*. São Paulo: Memnon, 2000.

BADINTER, E. *Um é o outro*. Rio de Janeiro: Nova Fronteira, 1986.

BENEVIDES, B. G. *Dossiê*: assassinatos e violências contra travestis e transexuais brasileiras em 2024. Brasília: Antra; Distrito Drag, 2025. Disponível em: https://antrabrasil.org/wp-content/uploads/2025/01/dossie-antra-2025.pdf. Acesso em: 15 maio 2025.

BENTO, M. *Pactos narcísicos no racismo — Branquitude e poder nas organizações empresariais e no poder público*. Tese (Doutorado) — Instituto de Psicologia, Universidade de São Paulo, 2002. Disponível em: https://teses.usp.br/teses/disponiveis/47/47131/tde-18062019-181514/. Acesso em: 13 maio 2025.

BENUTE, G. R. G. et al. "Abortamento espontâneo e provocado: ansiedade, depressão e culpa". *Revista da Associação Médica Brasileira*, v. 55, n, 3, p. 322-327, 2009. DOI: https://doi.org/10.1590/S0104-42302009000300027.

BERGAMO, M. "Por unanimidade, justiça confirma absolvição de empresário acusado de estuprar Mariana Ferrer: Tribunal de Justiça de SC manteve sentença de 1ª instância que inocentou o empresário André de Camargo Aranha por 3 votos a 0". *Folha de S.Paulo*, 2021. Disponível em: https://www1.folha.uol.com.br/colunas/monicabergamo/2021/10/justica-confirma-absolvicao-de-empresario-acusado-de-estuprar-mariana-ferrer.shtml?origin=folha. Acesso em: 13 maio 2025.

REFERÊNCIAS

BOECKEL, C. "Uma pessoa negra foi morta pela polícia a cada 4 horas em oito estados do país no ano passado, diz pesquisa". *G1*, 16 nov. 2023. Disponível em: https://g1.globo.com/rj/rio-de-janeiro/noticia/2023/11/16/uma-pessoa-negra-foi-morta-pela-policia-a-cada-4-horas-em-oito-estados-do-pais-no-ano-passado-diz-pesquisa.ghtml. Acesso em: 13 maio 2025.

BRASIL. Ministério da Saúde. *Programa Dignidade Menstrual — Um ciclo de respeito*. [Brasília:] Ministério da Saúde, 2024. Disponível em: https://www.gov.br/saude/pt-br/centrais-de-conteudo/publicacoes/cartilhas/2024/dignidademenstrual. Acesso em: 22 maio 2025.

BURNS, E. M.; LERNER, R. E.; MEACHAM, S. *História da civilização ocidental — Volume 1*. Tradução de D. M. Garschagen. 44. ed. Rio de Janeiro: Globo, 2000.

CALAIS, S. L. "Diferenças entre homens e mulheres na vulnerabilidade ao stress". In: LIPP, M. E. N. (org.). *Mecanismos neuropsicofisiológicos do stress — Teoria e aplicações clínicas*. São Paulo: Casa do Psicólogo, 2003. p. 87-89.

CAMPAGNOLI, A. F. F. et al. "A mulher, seu espaço e sua missão na sociedade: análise crítica das diferenças entre os sexos". *Revista Emancipação*, v. 3, n. 1, p. 127-153, 2003. Disponível em: https://revistas.uepg.br/index.php/emancipacao/article/view/43/40. Acesso em: 13 maio 2025.

CARNEIRO, S. "Enegrecer o feminismo: a situação da mulher negra na América Latina a partir de uma perspectiva de gênero". In: _____. *Racismos contemporâneos*. Rio de Janeiro: Takano, 2003. p. 49-58.

CAVALIERI, F. E. S. *A prescrição da pílula anticoncepcional na década de 1960 — A perspectiva de médicos ginecologistas*. Dissertação (Mestrado em Saúde, Ciclos de Vida e Sociedade) — Faculdade de Saúde Pública, Universidade de São Paulo, 2017. DOI: https://doi.org/10.11606/D.6.2017.tde-17042017-093731.

COLLINS, P. H. *Black feminist thought — Knowledge, consciousness and the politics of empowerment*. London: Unwin Hyman, 1990.

Congresso Nacional. *Relatório n. 2, de 1993 — CN: Relatório final da Comissão Parlamentar Mista de Inquérito* [sobre a incidência de esterilização em massa de mulheres no Brasil] (presidente: deputada Benedita da Silva; relator: senador Carlos Patrocínio). Brasília: Congresso Nacional, 1993. Disponível em: https://legis.senado.leg.br/sdleg-getter/documento?dm=4350842&disposition=inline. Acesso em: 15 maio 2025.

Contro, L. *Nós e nossos personagens — Histórias terapêuticas*. São Paulo: Ágora, 2020.

Conselho Nacional de Saúde. *Denúncia do CNS e CNDH à ONU mostra que negros morreram cinco vezes mais de Covid-19 que brancos*. Conselho Nacional de Saúde, 2021. Disponível em: https://www.gov.br/conselho-nacional-de-saude/pt-br/assuntos/noticias/2021/novembro/denuncia-do-cns-e-cndh-a-onu-mostra-que-negros-morreram-cinco-vezes-mais-de-covid-19-que-brancos. Acesso em: 13 maio 2025.

Coppel, E. "Um dia livre por mês para dores menstruais: a política trabalhista de um tribunal no estado do México". *El País*, 2017. Disponível em: https://brasil.elpais.com/brasil/2017/07/15/actualidad/1500081481_439962.html. Acesso em: 21 maio 2025.

Coradin, C; Oliveira, S. S. "Contribuições do conceito de corpo território e dos feminismos comunitários para pensarmos na construção de Territórios Saudáveis e Sustentáveis". *Saúde em Debate*, v. 48, n. especial 1, p. e8731, ago. 2024. Disponível em: https://www.saudeemdebate.org.br/sed/article/view/8731. Acesso em: 26 maio. 2025.

Costa, M. F. et al. "Transtorno disfórico pré-menstrual: Entendendo um adoecimento exclusivamente feminino". *Humanidades e Inovação*, v. 7, n. 4, p. 361-369, 2020. Disponível em: https://revista.unitins.br/index.php/humanidadeseinovacao/article/view/2173. Acesso em: 13 maio 2025.

Costa, L. S. et al. *Cuidado menstrual de pessoas com e sem deficiência*. 2. ed. rev. ampl. Rio de Janeiro: Fiocruz, 2024.

Cukier, R. *Psicodrama bipessoal — Sua técnica, seu terapeuta e seu paciente*. 6. ed. São Paulo: Ágora, 2018.

DA SILVA ALVES, D. S. "Concepções de deficiência: um estudo sobre a representação social da diversidade humana ao longo da história". *Revista Polyphonía*, v. 28, n. 1, p. 31-44, 2017. DOI: https://doi.org/10.5216/rp.v28i1.43435.

DELEUZE, G.; GUATTARI, F. *Mil Platôs*. 2. ed. São Paulo: Editora 34, 1995.

DIDEROT, D. "Sobre as mulheres". In: THOMAS, A. L. (org.) *O que é uma mulher? Um debate — A. L. Thomas, Diderot, Madame D'Epinay*. Rio de Janeiro: Nova Fronteira, 1991 [1780].

DOS SANTOS, A. B. *A terra dá, a terra quer*. São Paulo: Ubu, 2023.

DU BOIS, W. E. B. *As almas do povo negro*. Tradução de Alexandre Boide. Ilustrações de Luciano Feijão. Prefácio de Silvio Luiz de Almeida. São Paulo: Veneta, 2021.

DUBY, G. "A mulher, o amor e o cavaleiro". In: _____. *Amor e sexualidade no ocidente*. Edição especial da revista L'Histoire/Seuil. Porto Alegre: L&PM, 1992.

_____. *Idade Média, Idade dos Homens — Do amor e outros ensaios*. São Paulo: Companhia das Letras, 1989.

DUCILLE, A. "The occult of true black womanhood: critical demeanor and black feminist studies". *Signs*, Chicago, v. 19, n. 3, p. 591-629, primavera 1994. DOI: https://doi.org/10.1086/494914.

EISLER, R. "A Deusa da natureza e da espiritualidade" In: CAMPBEL, J. et al. *Todos os nomes da Deusa*. Rio de Janeiro: Rosa dos Tempos, 1998.

_____. *O prazer sagrado — Sexo, mito e política do corpo*. Rio de Janeiro: Rocco, 1996.

ESCOBAR, H. "Desmatamento da Amazônia dispara de novo em 2020". *Jornal da USP*, 2020. Disponível em: https://jornal.usp.br/ciencias/desmatamento-da-amazonia-dispara-de-novo-em-2020/. Acesso em: 13 maio 2025.

FANON, F. *Pele negra, máscaras brancas*. São Paulo: Ubu, 2020.

FAUSTINO, D. "O protagonismo negro no desvelar da branquitude". In: _____. *Branquitude — Racismo e antirracismo*. Rio de Janeiro: Instituto Ibirapitanga, 2023. Disponível em: https://www.ibirapitanga.org.br/wp-

-content/uploads/2021/08/Caderno_Ibirapitanga_Branquitude_racismo_antirracismo_f.pdf. Acesso em: 13 maio 2025.

Federici, S. "Notas sobre gênero em 'O Capital' de Marx". *Cadernos Cemarx*, n. 10, 2018. DOI: https://doi.org/10.20396/cemarx.v0i10.10922.

Ferreira, A. F. "Sangue menstrual e magia amatória: concepções e práticas históricas". *Aedos — Revista do Corpo Discente do PPG-História da UFRGS*. Disponível em: https://www.academia.edu/36093982/Sangue_menstrual_e_magia_amat%C3%B3ria_concep%C3%A7%C3%B5es_e_pr%C3%A1ticas_hist%C3%B3ricas?email_work_card=thumbnail. Acesso em: 13 maio 2025.

Fonseca, J. *Psicodrama da loucura — Correlações entre Buber e Moreno*. 7. ed. São Paulo: Ágora, 2008.

Fonseca, P. C. L. "Vozes da misoginia medieval: Aristóteles disseminado em Santo Isidoro de Sevilha, Santo Anselmo e São Tomás de". *Notandum 21*, v. 12, n. 21, p. 23-30, set./dez. 2009. Disponível em: http://www.hottopos.com/notand21/NOTANDUM21.pdf. Acesso em: 15 maio 2025.

Foucault, M. *História da sexualidade — A vontade de saber*. 11. ed. São Paulo: Paz e Terra, 2020.

Freire, A. C. *O corpo reflete o seu drama — Somatodrama como abordagem psicossomática*. 2. ed. São Paulo: Ágora, 2000.

Freitas, A. *Um útero é do tamanho de um punho — Poesia de bolso*. São Paulo: Companhia das Letras, 2017.

Galeano, E. *Las palabras andantes*. Buenos Aires: Siglo XXI, 1993.

Gambini, R. *O que é o Brasil?* Isto é, n. 1578, 29 dez. 1999.

Giffin, K.; Costa, S. H. *Questões da saúde reprodutiva*. Rio de Janeiro: Fiocruz, 1999.

Góes, W. L. *Racismo, eugenia no pensamento conservador brasileiro — A proposta de povo em Renato Kehl*. Dissertação (Mestrado em Ciências Sociais) — Faculdade de Filosofia e Ciências, Universidade Estadual Paulista (Unesp), Marília, 2015. Disponível em: https://repositorio.unesp.br/server/api/core/bitstreams/810b752b-7876-4f52-b7db-3522af8af093/content. Acesso em: 13 maio 2025.

GONZALEZ, L. "Racismo e sexismo na cultura brasileira". *Rev. Ciências Sociais Hoje*, Anpocs, p. 223-244, 1984.

GRAY, M. *Lua vermelha — As energias criativas do ciclo menstrual como fonte de empoderamento sexual, espiritual e emocional*. São Paulo: Pensamento, 2017.

GRISCI, C. L. I. "Trabalho imaterial, controle rizomático e subjetividade no novo paradigma tecnológico". *RAE electron.*, São Paulo, v. 7, n. 1, jun. 2008. DOI: https://doi.org/10.1590/S1676-56482008000100005.

GROSFOGUEL, R. "Descolonizar as esquerdas ocidentalizadas: para além das esquerdas eurocêntricas rumo a uma esquerda transmoderna descolonial". *Revista Contemporânea*, v. 2, n. 2, p. 337-362, 2012. Disponível em: https://www.contemporanea.ufscar.br/index.php/contemporanea/article/view/86/51. Acesso em: 13 maio 2025.

GUATTARI, F. *As três ecologias*. Campinas: Papirus, 1990.

GUEDES, I. "Fortaleza ganha lei que cria campanha contra aborto e anticoncepcionais". *Folha de S.Paulo*, 16 set. 2021. Disponível em: https://www1.folha.uol.com.br/equilibrioesaude/2021/09/fortaleza-ganha-lei-que-cria-campanha-contra-aborto-e-anticoncepcionais.shtml. Acesso em: 21 maio 2021.

GUERRA, E. M. "A técnica psicodramática da 'concretização' e suas relações com o desenvolvimento humano". *Ciências & Cognição*, v. 13, n. 1, p. 114-130, 2008. Disponível em: http://pepsic.bvsalud.org/scielo.php?script=sci_arttext&pid=S1806-58212008000100012&lng=pt&nrm=iso. Acesso em: 13 maio 2025.

GUERRAS do Brasil. Direção de Luiz Brolesi. Produção de Laís Bodanzky. Brasil: Buriti Filmes, 2019. 27 min. Temporada 1, episódio 1. Série exibida pela Netflix. Acesso em: 13 maio 2025.

GIMBUTAS, M. "A 'Vênus Monstruosa' da Pré-História — Criadora divina". In: CAMPBEL, J. et al. *Todos os nomes da Deusa*. Rio de Janeiro: Rosa dos Tempos, 1998. p. 35-68.

HARAWAY, D. "Saberes localizados: a questão da ciência para o feminismo e o privilégio da perspectiva parcial". *Cadernos Pagu*, n. 5, p. 7-41, 1995. Disponível em: https://periodicos.sbu.unicamp.br/ojs/index.php/cadpagu/article/view/1773. Acesso em: 13 maio. 2025.

HEIL, E. *Vomitando sentimentos*. Florianópolis: Fundação O Mundo Ovo, 1999.

HOLANDA, M. "Bolsonaro veta distribuição gratuita de absorvente a mulheres de baixa renda". *Folha de S.Paulo*, 8 out. 2021. Disponível em: https://www1.folha.uol.com.br/equilibrioesaude/2021/10/bolsonaro-veta-distribuicao-gratuita-de-absorvente-a-mulheres-de-baixa-renda.shtml. Acesso em: 21 maio 2025.

HOROWITZ, J. "Mulheres devem ter direito a folga na menstruação? Alguns países dizem que sim". *CNN*, 30 nov. 2020. Disponível em: https://www.cnnbrasil.com.br/business/2020/11/30/mulheres-devem-ter-direito-a-folga-na-menstruacao-alguns-paises-dizem-que-sim. Acesso em: 21 maio 2025.

JABR, S. *Sumud em tempos de genocídio*. Rio de Janeiro: Tabla, 2024.

JESUS, J. G. de. "O renascimento do mundo pelas mulheres fálicas". *Cult*, n. 308, jul. 2024. Disponível em: https://revistacult.uol.com.br/home/mulheres-falicas/. Acesso em: 13 maio 2025.

JESUS, J. G. de. "Feminismo e identidade de gênero: elementos para a construção da teoria transfeminista". *Seminário Internacional Fazendo Gênero 10 (Anais Eletrônicos)*, Florianópolis, 2013. Disponível em: http://www.fg2013.wwc2017.eventos.dype.com.br/resources/anais/20/1373329021_ARQUIVO_FEMINISMOEIDENTIDADEDEGENERO.pdf. Acesso em: 13 maio 2025.

JESUS, J. G. de; ALVES, H. "Feminismo transgênero e movimentos de mulheres transexuais". *Revista Cronos*, v. 11, n. 2, 2010. Disponível em: https://periodicos.ufrn.br/cronos/article/view/215. Acesso em: 13 maio 2025.

JULIO, S. S. "Mulheres indígenas na América colonial". *XXIII Simpósio Nacional de História*. Florianópolis, 27-31 jul. 2015. Disponível em: https://www.snh2015.anpuh.org/resources/anais/39/1439240941_ARQUIVO_Anpuh2015.pdf. Acesso em: 13 maio 2025.

KILOMBA, G. *Memórias da plantação — Episódios de racismo cotidiano*. Rio de Janeiro: Cobogó, 2019.

REFERÊNCIAS

KRENAK, A. *Futuro ancestral*. São Paulo: Companhia das letras, 2022.

_____. *O amanhã não está à venda*. São Paulo: Companhia das Letras, 2020.

LACERDA, M. B. "As mulheres no Brasil Colonial". In: _____. *Colonização dos corpos — Ensaio sobre o público e o privado. Patriarcalismo, patrimonialismo, personalismo e violência contra as mulheres na formação do Brasil.* p. 25-63. Dissertação (Mestrado em Direito) — Pontifícia Universidade Católica do Rio de Janeiro, 2010.

LAQUEUR, T. *Inventando o sexo — Corpo e gênero dos gregos a Freud*. Rio de Janeiro: Relume Dumará, 2001.

LAVAL, C. *Foucault, Bourdieu e a questão neoliberal*. São Paulo: Elefante, 2020.

LE GOFF, J.; TRUONG, N. *Uma história do corpo na Idade Média*. 7. ed. Rio de Janeiro: Civilização Brasileira, 2006.

LEMAY, H. R. *Women's secrets — A translation of Pseudo-Albertus Magnus' 'De secretis mulierum' with commentaries*. New York: State University of New York Press, 1992.

LEMGRUBER, I.; LEMGRUBER, M. "Histerectomias". In: CARNEIRO DE OLIVEIRA, H.; LEMGRUBER, I. (orgs.) *Tratado de ginecologia*. Rio de Janeiro: Febrasg, 2001. v. 2, p. 1383-1394.

LIMA, G. L. S. P. "Os primórdios dos direitos humanos na Idade Antiga até a Idade Média na história da civilização ocidental". *Revista Brasileira de História do Direito*, v. 3, n. 2, p. 61-81, 2017. DOI: https://doi.org/10.26668/IndexLawJournals/2526-009X/2017.v3i2.2584.

LINS, R. N. *O livro do amor — Vol. 1: Da Pré-História à Renascença*. Rio de Janeiro: BestSeller, 2012.

LOURENÇO, V. *Aya'ba*. Nova Lima: Caos e Letras, 2021.

LUGONES, M. "Rumo a um feminismo descolonial". *Revista Estudos Feministas*, v. 22, n. 3, p. 935-952, 2014. DOI: https://doi.org/10.1590/%25x.

MAINKA, P. J. "A bruxaria nos tempos modernos: sintoma de crise na transição para a modernidade". *História: Questões & Debates*, v. 37, n. 2, 2002. DOI: https://doi.org/10.5380/his.v37i0.2705.

MALAQUIAS, M. C. *Etnodrama — Contribuições do grupo de estudos de psicodrama e relações raciais*. São Paulo: Ágora, 2023.

_____. "Psicodrama e negritude no Brasil". In: _____ (org.). *Psicodrama e relações étnico-raciais — Diálogos e reflexões*. São Paulo: Ágora, 2020. p. 57-82.

MARTÍN, P. P. S. *Manual de introdução à ginecologia natural*. 3. ed. Chile: Ginecosofía, 2018.

MARTINS, A. P. V. "A mulher, o médico e as historiadoras: um ensaio historiográfico sobre a história das mulheres, da medicina e do gênero". *História, Ciências, Saúde*, v. 27, n. 1, p. 241-264, 2020. DOI: https://doi.org/10.1590/S0104-59702020000100014.

_____. *Visões do feminino — A medicina da mulher nos séculos XIX e XX*. Rio de Janeiro: Fiocruz, 2004.

MARTINS, D. F. A. *O processo de somatização*. Tese (Mestrado) — Faculdade de Medicina, Universidade de Coimbra, 2017. Disponível em: https://hdl.handle.net/10316/81956. Acesso em: 13 maio 2025.

MASCARENHAS, P. H. A. "Psicodrama no Centro Cultural São Paulo: contribuições para reflexão". *Revista Brasileira de Psicodrama*, v. 16, n. 1, p. 61-67, 2008. Disponível em: https://www.revbraspsicodrama.org.br/rbp/article/view/523. Acesso em: 13 maio. 2025.

MATOS, M. L.; GITAHY, R. R. C. "A evolução dos direitos da mulher". *Colloquium Humanarum*, v. 4, n. 1, p. 74-90, 2007. DOI: https://doi.org/10.5747/ch.2007.v04.n1.

MELO, M. C. B.; BARROS, E. "Histerectomia e simbolismo do útero: possíveis repercussões na sexualidade feminina". *Revista da Sociedade Brasileira de Psicologia Hospitalar*, v. 12, n. 2, p. 80-99, 2009. DOI: https://doi.org/10.57167/Rev-SBPH.12.475.

MICHELET, J. *Ouvres complètes 18 — L'amour, la femme 1858-1860*. Paris: Flammarion, 1985.

MIGNOLO, W. D. "Colonialidade: o lado mais escuro da modernidade". Tradução de Marco Oliveira. *Revista Brasileira de Ciências Sociais*, v. 32, n. 94, p. 1-18, 2016. DOI: https://doi.org/10.17666/329402/2017.

MIGNOLO, W. D. "Desobediência epistêmica: a opção descolonial e o significado de identidade em política". *Cadernos de Letras da UFF — Dossiê: Literatura, língua e identidade*, n. 34, p. 287-324, 2008. Disponível em: https://ediscipinas.usp.br/pluginfile.php/4251728/mod_resource/content/0/op%C3%A7%C3%A3o%20descolonial%20walter%20mignolo.pdf. Acesso em: 13 maio 2025.

MORENO, J. L. *Quem sobreviverá? — Fundamentos da psicoterapia de grupo e do sociodrama*. Edição do estudante. São Paulo: Daimon, 2008.

_____. *Psicodrama*. São Paulo: Cultrix, 1975.

MUNANGA, K. "Por que ensinar a história da África e do negro no Brasil de hoje?" *Revista do Instituto de Estudos Brasileiros*, v. 62, p. 20-31, 2015. DOI: https://doi.org/10.11606/issn.2316-901X.v0i62p20-31.

MUNANGA, K. *Negritude, usos e sentidos*. São Paulo: Ática, 1986.

MURARO, R. M. *A mulher no terceiro milênio — Uma história da mulher através dos tempos e suas perspectivas para o futuro*. 4. ed. Rio de Janeiro: Rosa dos Tempos, 1995.

NAFFAH Neto, A. *Psicodrama — Descolonizando o imaginário*. São Paulo: Plexus, 1997.

NERY, P. *Vínculo e afetividade — Caminho das relações humanas*. 3. ed. São Paulo: Ágora, 2014.

_____. *Grupos e intervenção em conflitos*. São Paulo: Ágora, 2010.

NONOYA, D. S. "Reflexões sobre o 'complexo de vira-lata' do brasileiro: uma perspectiva psicodramática". In: MALAQUIAS, M. C. (org.). *Psicodrama e relações étnico-raciais — Diálogos e reflexões*. São Paulo: Ágora, 2000. p. 99-126.

NÚÑEZ, G. *Descolonizando afetos — Experimentações sobre outras formas de amar*. São Paulo: Paidós, 2023.

_____. "Monoculturas do pensamento e a importância do reflorestamento imaginário". *ClimaCom — Diante dos negacionismos*, v. 8, n. 21, nov. 2021. Disponível em: http://climacom.mudancasclimaticas.net.br/monoculturas-do-pensamento/. Acesso em: 13 maio 2025.

OLIVEIRA, P. K. X. de. "Ensaio sobre as coletividades e as lógicas coloniais de atuação". In: VOMERO, L. et al. *Que mundo queremos? — Eu, você, nós!* São Paulo: Febrap, 2024. p. 135-186.

OLIVEIRA, R. "Em nome da Mãe: o arquétipo da Deusa e sua manifestação nos dias atuais". *Revista Ártemis*, n. 3, dez. 2005. Disponível em: https://biblat.unam.mx/hevila/RevistaArtemis/2005/vol3/2.pdf. Acesso em: 15 maio 2025.

OLTRAMARI, L. C. "Entre crucifixos, códigos e estetoscópios: a trajetória da sexualidade na época moderna, na França". *Revista Estudos Feministas*, v. 20, n. 3, p. 958-960, 2012. DOI: https://doi.org/10.1590/S0104-026X2012000300021.

O PAPEL decisivo da América Latina na história da pílula anticoncepcional — e por que ele não é comemorado. *BBC News Brasil*, 7 jan. 2018. Disponível em: https://www.bbc.com/portuguese/geral-42594311. Acesso em: 15 maio 2025.

PAIVA, V. L. M. de O. "Metáforas negras". In: _____ (org.). *Metáforas do cotidiano*. Belo Horizonte: Editora da UFMG, 1998. p. 105-119.

PENA, S. D. et al. "Retrato molecular do Brasil". *Ciência hoje*, v. 27, n. 159, p. 16-25, 2000. Disponível em: https://labs.icb.ufmg.br/lbem/pdf/retrato.pdf. Acesso em: 13 maio 2025.

PENA, S. D.; BORTOLINI, M. C. "Pode a genética definir quem deve se beneficiar das cotas universitárias e demais ações afirmativas?" *Estudos avançados*, v. 18, n. 50, p. 31-50, 2004. DOI: https://doi.org/10.1590/S0103-40142004000100004.

PERAZZO, SERGIO. "O mito da cadeira vazia". *Revista Brasileira de Psicodrama*, v. 26, n. 1, p. 102-107, 2018. Disponível em: https://pepsic.bvsalud.org/pdf/psicodrama/v26n1/v26n1a10.pdf. Acesso em: 25 maio 2025.

PERSDOTTER, J. "Introducing menstrunormativity: toward a complex understanding of 'menstrual monsterings'". In: BOBEL, C. et al. (orgs.). *The Palgrave handbook of critical menstruation studies*. London: Palgrave Mace Millan, 2020. p. 357- 373. DOI: https://doi.org/10.1007/978-981-15-0614-7.

PIEDADE, V. *Dororidade*. São Paulo: Nós, 2019.

PISSINATI, L. L. "Sobre os segredos das mulheres: a representação do corpo feminino na medicina ocidental do século XIII". *Anais da X Semana de História UFES*, 2018. Disponível em: https://periodicos.ufes.br/semanadehistoria/article/view/20959. Acesso em: 13 maio 2025.

_____. "O corpo feminino no pensamento cristão medieval". *Anais do VI Congresso Internacional UFES/Paris-Est*, 2017. Disponível em: https://periodicos.ufes.br/ufesupem/article/view/18123. Acesso em: 13 maio 2025.

PRECIADO, P. B. *Eu sou o monstro que vos fala — Relatório para uma academia de psicanalistas*. Rio de Janeiro: Zahar, 2022.

QUIJANO, A. "Colonialidade do poder, eurocentrismo e América Latina". In: LANDER, E. (org.). *A colonialidade do saber — Eurocentrismo e ciências sociais. Perspectivas latino-americanas*. São Paulo: Clacso, 2005. p. 117-142. Disponível em: https://biblioteca.clacso.edu.ar/clacso/sur-sur/20100624103322/12_Quijano.pdf. Acesso em: 13 maio 2025.

REINKE, C. A. et al. "Homossexualidade masculina e suas marcas históricas". *Métis — História & Cultura*, v. 16, n. 31, p. 275-290, 2017. Disponível em: https://sou.ucs.br/etc/revistas/index.php/metis/article/view/4806. Acesso em: 13 maio 2025.

ROBRAHN-GONZÁLEZ, E. M. "Arqueologia em perspectivas: 150 anos de prática e reflexão no estudo de nosso passado". *Revista USP*, n. 44, p. 10-31, 1999. DOI: https://doi.org/10.11606/issn.2316-9036.v0i44p10-31.

RODRIGUES, R. "O corpo poético como atitude política: por um contágio de saúde". In: DEDOMENICO, A. M.; MERENGUÉ, D. (orgs.). *Por uma vida espontânea e criadora —Psicodrama e política*. São Paulo: Ágora, 2020. p. 143-157.

ROMAÑA, M. A. *Construção coletiva do conhecimento através do psicodrama*. Campinas: Papirus, 1992.

ROZADOS, D. S. "Em busca do momento: por uma teoria da temporalidade a partir da obra de Moreno". *Revista Brasileira de Psicodrama*, v. 26, n. 2, p. 96-107, 2018. Disponível em: https://revbraspsicodrama.org.br/rbp/article/view/105. Acesso em: 13 maio 2025.

RUFINO, L. *Pedagogia das encruzilhadas*. Rio de Janeiro: Mórula, 2019.

Santos, D. O. A. dos. "Saúde e enfermidades femininas nos escritos médicos (séculos XIII e XIV)". *Revista Territórios e Fronteiras*, v. 6, n. 2, p. 7-20, 2013. Disponível em: https://periodicoscientificos.ufmt.br/territoriosefronteiras/index.php/v03n02/article/view/230. Acesso em: 13 maio. 2025.

_____. "O corpo dos pecados: as representações femininas nos reinos ibéricos". *Textos de História. Revista do Programa de Pós-Graduação em História da UnB*, v. 9, n. 1-2, p. 13-30, 2001. Disponível em: https://periodicos.unb.br/index.php/textos/article/view/27814. Acesso em: 13 maio. 2025.

_____. *O corpo dos pecados — Representações e práticas socioculturais femininas nos reinos ibéricos de Leão, Castela e Portugal (1250-1350)*. Tese (Doutorado em História Social) — Faculdade de Filosofia, Letras e Ciências Humanas, Universidade de São Paulo, 1997.

Santos, N. S. *Tornar-se negro — As vicissitudes da identidade do negro brasileiro em ascensão social*. 2. ed. Rio de Janeiro: Edições Graal, 1983.

Santos, V. C. et al. "Criminalização do aborto no Brasil e implicações à saúde pública". *Revista Bioética Jequié*, v. 21, n. 3, p. 494-508, 2013. Disponível em: https://www.scielo.br/pdf/bioet/v21n3/a14v21n3.pdf. Acesso em: 14 maio 2025.

Segal, S. M. *Desfazendo mitos — Sexualidade e câncer*. São Paulo: Ágora, 1994.

Souza, L. A. de. *Incompleto e imperfeito — As representações do corpo feminino nas obras médicas do século XIII*. Dissertação (Mestrado em História) — Faculdade de História, Universidade Federal de Goiás, Goiânia, 2012. Disponível em: https://repositorio.bc.ufg.br/tedeserver/api/core/bitstreams/77531808-f9e8-42a6-97e6-23fa3aab7250/content. Acesso em: 14 maio 2025.

Spencer-Hall, A.; Gutt, B. *Trans and genderqueer subjects in medieval hagiography*. Amsterdam: Amsterdam University Press, 2021.

Tedeschi, L. A.; Silva, A. C. da. "A sexualidade reprimida: uma análise do feminino na perspectiva de Jacques Le Goff (XII)". *X Semana da Mulher — Educação, gênero e movimentos sociais*, Universidade Estadual Paulista (Unesp), Marília, 2011. p. 274-282.

TELES JÚNIOR, A.; NOVAES, F. F. "Discurso bolsonarista e direitos humanos: uma antinomia de traços coloniais e nazifascistas". In: ROCHA, P. H. B.; MAGALHÃES, J. L. Q.; TEIXEIRA, S. G. (orgs.). *Decolonialidade a partir do Brasil*. São Paulo: Dialética, 2022. p. 203-237.

THOMASSET, C. "Da natureza feminina". In: DUBY, G.; PERROT, M. (orgs.), *História das mulheres — Volume 2: A Idade Média*. Porto: Edições Afrontamento, 2015.

'UM ESTUPRADOR em seu caminho': intervenção feminista é realizada em Porto Alegre. *Brasil de Fato*, 9 dez. 2019. Disponível em: https://www.brasildefato.com.br/2019/12/09/um-estuprador-em-seu-caminho-intervencao-feminista-e-realizada-em-porto-alegre/. Acesso em: 22 maio 2025.

UMA MULHER é morta a cada nove horas durante a pandemia no Brasil. *Brasil de Fato*, 10 out. 2020. Disponível em: https://www.brasildefato.com.br/2020/10/10/uma-mulher-e-morta-a-cada-nove-horas-durante-a-pandemia-no-brasil/. Acesso em: 22 maio 2025.

VERGUEIRO, V. "Pensando a cisgeneridade como crítica decolonial". In: MESSEDER, S.; CASTRO, M. G.; MOUTINHO, L. (orgs.). *Enlaçando sexualidades — Uma tessitura interdisciplinar no reino das sexualidades e das relações de gênero*. Salvador: Edufba, 2016. p. 249-270.

VIEIRA, E. D. "Possibilidades psicodramáticas de resistência ao fascismo contemporâneo". In: DEDOMENICO, A. M.; MERENGUÉ, D. (orgs.). *Por uma vida espontânea e criadora — Psicodrama e política*. São Paulo: Ágora, 2020. p. 29-35.

VOMERO, L. S. Z. "Conserva corporal: via de acesso para a (des)colonização do coinconsciente". In: NERY, M. P.; EUTRÓPIO, A. C.; VOMERO, L. S. Z. (orgs.). *Sexualidades, corpos e poder*. São Paulo: Ágora, 2024. p. 33-61.

_____. "Decolonizando o conceito de reconhecimento (eu-tu)". *Revista Brasileira de Psicodrama*, n. 30, e1422, 2022. DOI: https://doi.org/10.1590/psicodrama.v30.576.

ZIGA, I. *Sexual Herria*. San Isidro: Txalaparta, 2011.

Posfácio

MARIA CÉLIA MALAQUIAS

Ao terminar a leitura desta obra-prima de Laura de Souza Zingra Vomero, sinto-me atravessada por várias emoções. Gostaria de abrir este posfácio compartilhando algumas ressonâncias dos impactos que ela provoca em mim: o compromisso ético e político, o conhecimento teórico e prático, a interlocução, a costura com maestria que faz e nos apresenta neste livro essa jovem e potente pesquisadora e psicodramatista.

Este livro oferece várias portas de entrada, como facetas de uma figura mitológica, cujas múltiplas visões se ampliam: cada nova narrativa traz elementos ampliados das anteriores, criando significações variadas e muitas vezes inesperadas, surpreendentes.

Partindo de uma pergunta central — a reconexão com o útero facilita o autoconhecimento e a expansão da espontaneidade-criatividade? —, Laura apresenta uma vasta pesquisa bibliográfica sobre útero e menstruação e aponta críticas às narrativas hegemônicas, bem como os efeitos desses discursos na contemporaneidade, evidenciando, em suas palavras, "as violências e os estigmas associados aos corpos menstruantes". Ela afirma: "Corpos que vivenciam essas experiências de forma não normativa — pessoas trans, negras, indígenas e corpos queer — são frequentemente excluídos, enquanto seus sentidos são reduzidos, controlados e patologizados".

Portanto, o uterodrama proposto é um encontro da pessoa consigo mesma, com a sociedade, com a natureza e com o universo. Nesse sentido, é uma caminhada ao encontro da espontaneidade-criatividade, que emergiu no contexto privado da clínica de psicoterapia e se ampliou para além de suas fronteiras — uma clínica ampliada.

POSFÁCIO

O psicodrama, nessa perspectiva, entra nesse complexo painel físico e mental como uma concepção filosófica, ideológica, de ser relacional, isto é, que se constitui na relação. Apoiando-se na representação dramática improvisada de cenas ou temas propostos pelas próprias pessoas, o psicodrama visa possibilitar a expansão da espontaneidade e da criatividade. Assim, promove a compreensão de si, das outras pessoas e da sociedade em que estão inseridas, possibilitando encontros transformadores.

O uterodrama, nesse aspecto, apresenta uma preocupação permanente com a saúde mental individual e coletiva. Trata-se de um processo relacionado a mecanismos de reconexão do indivíduo com suas raízes, dentro de uma perspectiva holística horizontal e vertical, que leva, permanentemente, a um pensamento fora da caixa de falas patriarcais e autoritárias.

Desse modo, esta publicação contribui para desenvolver habilidades humanas que ampliem as possibilidades do diálogo e da dialética, entendendo que o crescimento de cada ser constitui o desabrochar de uma semente mergulhada em um útero universal que precisa, pelo fluir do sangue, desaguar em um universo interno e externo de transformações.

É um prazer acompanhar o lindo percurso da Laura Vomero no psicodrama. Sua contribuição comprometida faz a diferença e nos convoca a ampliar o olhar para enxergar as pluralidades que nos cercam e, a partir disso, atualizar nossas práticas, sobretudo na saúde mental e coletiva.

Laura, alicerçada na perspectiva do psicodrama crítico, gestou e nos apresenta sua criação. O uterodrama nasce de uma proposta de transformação psicossocial, atenta às demandas da sociedade brasileira — uma sociedade marcada por graves problemas, como o racismo estrutural e sistêmico, presente nas práticas institucionais, entre elas a medicina e a ginecologia moderna; uma sociedade pautada na pseudociência, na crença difundida de que mulheres negras são mais resistentes à dor, levando ao alto índice de mortalidade materna de mulheres negras. A autora alerta para a urgência de novas posturas, na atuação de profissionais da saúde, em prol da vida e da qualidade do viver.

Este livro é fruto da excelente monografia de Laura Vomero para a obtenção do título de psicodramatista, de cuja banca de defesa tive a honra de participar. Parabéns, Laura, por sua relevante contribuição ao psicodrama e à saúde psicossocial, e por criar estratégias para descolonizar corpos-territórios. Parabéns por criar e recriar espaços para que mais úteros, corpos-territórios, se expressem e sejam acolhidos.

Que o método uterodrama siga sua caminhada para além da aplicabilidade. Que siga, como nos coloca Laura, como "uma filosofia e um modo de se relacionar, comprometido com a superação do racismo, da transfobia e da concepção hegemônica de que algumas vidas são mais viváveis do que outras". Assim, continuará fortalecendo as ações cotidianas de profissionais da saúde mental e coletiva diante das pautas de enfrentamento dos poderes cis-heterocoloniais presentes na sociedade.

Desejo que os novos conhecimentos oriundos desta obra possam impulsionar mais e novas ações descoloniais e nos ajudem a persistir no sonho de viver em uma sociedade com justiça social.

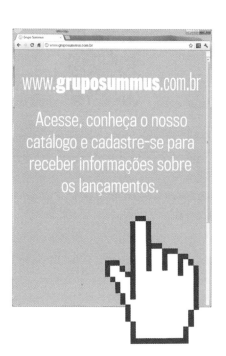